Mohamed Paul Tossa

Marqueurs précoces non invasifs de l'inflammation des voies aériennes

AF190446

Mohamed Paul Tossa

Marqueurs précoces non invasifs de l'inflammation des voies aériennes

Étude chez des apprentis dans des métiers à risque d'asthme professionnel : boulangerie, pâtisserie et coiffure

Presses Académiques Francophones

Imprint
Any brand names and product names mentioned in this book are subject to trademark, brand or patent protection and are trademarks or registered trademarks of their respective holders. The use of brand names, product names, common names, trade names, product descriptions etc. even without a particular marking in this work is in no way to be construed to mean that such names may be regarded as unrestricted in respect of trademark and brand protection legislation and could thus be used by anyone.

Cover image: www.ingimage.com

Publisher:
Presses Académiques Francophones
is a trademark of
International Book Market Service Ltd., member of OmniScriptum Publishing Group
17 Meldrum Street, Beau Bassin 71504, Mauritius

Printed at: see last page
ISBN: 978-3-8381-4848-9

Zugl. / Agréé par: Université Henri Poincaré Nancy 1

Dédicaces et remerciements

A monsieur le professeur Denis Zmirou-Navier

Vous avez tout simplement changé ma vie professionnelle pour m'avoir permis de travailler avec vous depuis mon master de recherche. Votre sens de travail, votre rigueur et votre capacité d'écoute et la confiance que vous avez toujours eue en moi m'ont permis d'avancer autant sur le plan professionnel que personnel. Veuillez trouver en l'aboutissement de ce travail toute ma reconnaissance et aussi le début d'une nouvelle ère de collaboration.

A monsieur le professeur Christophe Paris

Tout le plaisir a été pour moi d'avoir travaillé avec vous sur cette étude dans son déroulement et également sur des projets d'article. J'ai beaucoup appris de votre grand sens d'objectivité et de votre rigueur. Merci d'avoir accepté de juger ce travail.

A monsieur le docteur Abraham Bohadana

Depuis le début de notre collaboration, vous m'avez pris sous votre protection. Vous m'avez toujours témoigné de la sympathie. J'ai beaucoup appris de vous autant sur le plan professionnel que personnel. Merci de m'avoir permis de réaliser à vos côtés ce travail que vous avez codirigé.

A monsieur le professeur Jacques Ameille

Vous nous faites le grand honneur d'accepter de juger ce travail. Nous vous en remercions et vous assurons de notre très sincère gratitude et de notre plus profond respect.

A madame le docteur Isabella Annesi-Maesano

Merci pour votre spontanéité et le plaisir que vous nous faites d'accepter de juger ce travail.

A monsieur le professeur Brochard Patrick

Tout le plaisir et tout l'honneur sont pour nous de vous compter parmi les juges de cette thèse. Merci d'avoir accepté d'aider à parfaire de part votre riche expérience ce travail.

A monsieur le docteur Pascal Wild

Merci pour toute l'aide que m'avez apportée en épidémiologie et en statistiques. Vos conseils et avis pertinents on été déterminants dans la réalisation de ce travail. Soyez assuré de ma gratitude pour tout ce que m'avez appris et aussi pour avoir réussi à vous libérer pour juger ce travail.

A Valérie Demange et Acouetey Dovi-Stéphanie

Merci pour votre participation active à l'ensemble de ce projet. Votre disponibilité, votre spontanéité et votre sympathie m'ont été d'une grande aide. Soyez assurées de toute ma gratitude et de mon amitié pour vous.

A Jean-Pierre Michaely

Merci pour ta disponibilité, ton amitié et tes conseils qui m'ont beaucoup aidé à terminer ce travail.

A Aline Berthelin et Michèle DEPESME

Soyez assurées de toute ma gratitude ainsi que de ma sympathie pour toute l'attention et la tendresse que vous avez toujours eues à mon égard depuis mon début dans le laboratoire. Votre aide a été précieuse dans la réalisation de ce travail.

Merci à :

- tous les étudiants (**internes de médecine, master, STID**) qui ont permis à ce projet d'avancer.

- tout le personnel de **l'INSERM U 954**

- à toute l'équipe infirmière du **Centre d'investigation clinique du CHU de Nancy**

- Tous les **apprentis volontaires** qui ont participé à cette étude ainsi qu'à leurs parents

- Tout le personnel des CFA ayant participé à cette étude

A mes chers collègues et amis Emmanuel et Patricia du centre antipoison de Nancy :

Merci pour votre inconditionnel soutien depuis mes débuts dans le service. Malgré les lourdes charges du service, vous m'avez permis de libérer du temps pour ma thèse. Je sais à quel point ce travail vous a tenu à cœur et j'aimerais vous témoigner à travers son aboutissement toute ma reconnaissance et toute mon amitié.

A M. Manel, chef service de centre antipoison et de toxicovigilance de Nancy

Merci pour votre soutien et toute la sympathie dont vous avez toujours fait preuve à mon égard.

A Annick

Merci pour ton soutien, ton amitié et ta présence. Tu m'as été d'une précieuse aide dans l'aboutissement de ce travail.

A tout le personnel du **centre antipoison et de toxicovigilance et du CEIP de Nancy**

A mon père, mes frères et sœurs ainsi que leurs époux, épouses et leurs enfants
Pour leur soutien quotidien

A Laetitia
Tu étais là au début de ce travail et je suis heureux que tu soies aussi là pour son aboutissement. Merci pour ta patience et ta présence tout au long de ces quatre longues années qui ont été éprouvantes pour nous autant sur le plan individuel que familial. Ce travail est aussi le tien. Trouve en son aboutissement, le début d'une nouvelle vie que je nous souhaite remplie d'évènements heureux.

A Sarah
Tu remplis ma vie de papa de ta présence, de ton amour et de ta perpétuelle bonne humeur. Tu as été pour moi un véritable moteur qui m'a permis au cours de ces longues années de toujours trouver la motivation nécessaire pour ne pas baisser les bras.

A toute la famille Vigneron
Pour leur soutien quotidien

A toute la famille Yahouédéhou
Pour leur soutien quotidien

A tous mes amis avec qui je partage mon quotidien
Pour leur soutien

A tous ceux qui de près ou de loin, ont contribué à la réalisation de ce travail.

A ma défunte mère
Même si tu n'es pas physiquement présente, je sais à quel point l'aboutissement de ce travail est important pour toi. Tu fais partie des sources de motivation qui m'ont permis de ne pas abandonner en cours de route. In memoriam.

Sommaire

1. Introduction

L'asthme est une affection chronique des voies aériennes caractérisée par des symptômes persistants et paroxystiques (dyspnée, sensation d'oppression dans la poitrine, sibilances et toux), accompagnés d'une obstruction variable du débit aérien et d'une hyperréactivité bronchique (HRB) à une variété de stimuli [1]. L'inflammation des voies aériennes ou ses conséquences jouent un rôle important dans la pathogenèse et dans la persistance de l'asthme. L'HRB peut être démontrée par une diminution du volume expiratoire maximale par seconde (VEMS) ou du débit expiratoire de pointe (DEP) et peut se manifester spontanément, être initiée par des facteurs déclenchants ou lors d'un test de provocation bronchique non spécifique à la métacholine ou à l'histamine (CDC Surveillance Report 1999) [2].

L'asthme professionnel (AP) est caractérisé par une inflammation des voies aériennes, une obstruction bronchique variable et une HRB non spécifique (HRBNS) dues à des causes et à des situations attribuables à un environnement professionnel particulier [3]. L'AP doit être distingué de l'asthme aggravé par le travail, défini comme un asthme préexistant ou récemment apparu, dont les manifestations sont exacerbées mais non induites par l'exposition aux nuisances professionnelles [4].

L'AP affecte des sujets actifs, souvent jeunes, et persiste dans un nombre important de cas, même après arrêt de l'exposition au risque [5]. Ses conséquences socioprofessionnelles sont graves [3, 6] et mal compensées par la réparation accordée au titre des maladies professionnelles [7, 8]. Les études de prévalence d'asthme en population générale montrent qu'environ 5 à 10 % des cas d'asthme pourraient avoir une étiologie professionnelle ou auraient tout au moins une histoire qui mériterait des investigations pour confirmer ou infirmer la possibilité d'AP [9]. Dans les professions à risque, l'AP a une prévalence de 5 à 10% pour les agents de faible poids moléculaire (produits chimiques) et de moins de 5 % pour les agents de haut poids moléculaire (dérivés de protéines) [9]. Il existe très peu de données chiffrées concernant le coût financier de l'AP. Les informations disponibles suggèrent que les coût directs de l'AP (traitements, soins médicaux) sont similaires à ceux de l'asthme en général [10, 11]. Dans la mesure où 15 % des asthmes de l'adulte seraient dus à l'environnement professionnel, des auteurs américains ont évalué le coût de l'AP à 1,6 milliards de dollars US, soit 0,13 % des dépenses en soins de santé des États-Unis en 1996 [12]. Cependant, le traitement de l'AP nécessite des mesures d'éviction qui sont susceptibles d'entraîner des coûts indirects liés à la perte de productivité. Les études réalisées au cours des 15 dernières années montrent que dans les pays européens, une proportion élevée (25 à 41 %) des travailleurs souffrant d'AP perdent leur emploi de manière prolongée. Ameille et al, dans une revue publiée en 2006 sur les facteurs étiologiques de l'asthme professionnel donnent le détail de l'impact socio-économique de l'AP (voir tableau en annexe n° 11) [4].

Les différents moyens dont on dispose actuellement pour investiguer l'AP sont : l'interrogatoire, permettant de rechercher l'histoire professionnelle ; la mesure en ambulatoire du débit expiratoire de pointe (DEP); les tests cutanés d'hypersensibilité immédiate (prick tests) et/ou la recherche des IgE spécifiques permettant d'étudier une éventuelle sensibilisation ; les explorations fonctionnelles respiratoires (EFR) et la recherche d'une hyperréactivité bronchique non spécifique ; la mesure du monoxyde d'azote exhalé (NOE); et dans une moindre mesure l'analyse du liquide de lavage nasal, la rhinomanométrie et l'analyse des expectorations provoquées. Eventuellement (mais ceci n'est pas souvent nécessaire), le test de provocation bronchique spécifique peut être utile pour le diagnostic d'AP mais il ne peut être mis en œuvre qu'en milieu hospitalier spécialisé.

Selon les mécanismes physiopathologiques connus à ce jour, l'altération princeps de l'AP est l'inflammation des voies aériennes, un phénomène qui implique les mastocytes, une infiltration par les lymphocytes-T et les éosinophiles. Si la littérature apporte quelques données sur la survenue de l'AP (agents responsables, délai de survenue…etc.), il existe cependant très peu de données sur les facteurs qui peuvent influencer le développement de l'inflammation bronchique, depuis le début d'une exposition en contexte professionnel jusqu'à l'apparition des symptômes. Par exemple, il existe peu de données sur l'apparition précoce de l'inflammation bronchique chez des apprentis exposés à des substances connues pour induire un asthme. Il est donc justifié de documenter l'inflammation précoce et les symptômes chez des apprentis exposés à ces agents, dans le but de décrire l'histoire naturelle de l'AP, à un stade où des conseils peuvent être donnés pour éviter l'installation d'un asthme ou de maîtriser son aggravation.

L'étude MIBAP (Marqueurs de l'Inflammation Bronchique dans l'Asthme Professionnel) se propose de contribuer à l'amélioration des connaissances dans ce domaine. Son principal objectif est d'explorer les phases précoces de développement de l'inflammation des voies aériennes et des symptômes d'asthme chez des apprentis de la boulangerie/pâtisserie et de coiffure ; puis dans un deuxième temps, d'examiner les performances d'une batterie de tests faciles à mettre en œuvre dans un cadre épidémiologique et professionnel, et permettant d'évaluer de façon non invasive l'inflammation bronchique initiale susceptible d'évoluer vers l'installation d'un asthme.

2. Synthèse bibliographique sur l'Asthme Professionnel

2.1. Historique de l'asthme

(Voir aussi http://www.allerg.qc.ca/asthmetallerg.htm)

L'histoire de l'asthme bronchique remonte à la Grèce antique et au temps des Romains. Les premiers cas avec description clinique ont été rapportés par Aretus de Cappadocia, et Aulus Celsus Cornelius. Au XIIème siècle, Moises Maimonides a publié une monographie sur l'asthme, décrivant sa nature paroxystique et a été le premier à mentionner que l'asthme disparaissait à la puberté (cette théorie a par la suite été réfutée). La période de la Renaissance, témoin d'une nouvelle ferveur scientifique, va connaître des théories d'explication de la pathogénie de l'asthme bronchique par Van Helmont, Willis et Floyer. Aux XVIIème et XVIIIème siècles, les progrès techniques dans le domaine diagnostique, dus notamment aux travaux de Auerbrugge et Laennec, permettront la découverte de la base anatomique de l'asthme bronchique. Sa nature allergique bronchique a été étudiée pour la première fois par Salter. En introduisant le concept d'atopie et d'hypersensibilité qui, au début du XXème siècle, a été élargi pour comprendre l'eczéma et l'urticaire, Meltzer suggère que l'asthme est une maladie allergique. En 1918, Walker a proposé la classification bien connue et encore utilisée aujourd'hui : asthme extrinsèque (où un agent étiologique environnemental peut être identifié) et asthme intrinsèque (où une cause environnementale ne peut être identifiée).

La notion d'asthme professionnel est récente et date des vingt-cinq dernières années. Elle est apparue en raison de la nette augmentation de la prévalence de l'asthme observée à la fois chez les adultes que chez les enfants dans tous les pays du monde mais notamment dans les pays développés [13]. En effet, cette augmentation de la prévalence globale de l'asthme est contemporaine de l'augmentation des symptômes d'asthme en rapport avec l'activité professionnelle chez des sujets initialement non asthmatiques [5, 14].

2.2. Pathogénie (et aspects physiopathologiques) de l'asthme et différents types d'asthme professionnel

2.2.1. Pathogénie de l'asthme

Quel que soit le type d'asthme (asthme extrinsèque et asthme intrinsèque), il est probable que les mécanismes pathogéniques fondamentaux soient communs [15]. La plupart des asthmes observés chez l'enfant et le jeune adulte (âge inférieur à 40 ans) surviennent sur un terrain atopique caractérisé par la production excessive d'immunoglobulines IgE dirigées contre des aéro-allergènes environnementaux. Les IgE se fixent à des récepteurs de haute affinité sur la membrane cytoplasmique des mastocytes et des basophiles et sur des récepteurs d'affinité plus faible situés à la surface des plaquettes, monocytes et macrophages, lymphocytes et éosinophiles, ce qui permet à ces cellules d'être activées en présence d'un allergène spécifique. La cellule de Langerhans, le monocyte et l'éosinophile expriment également un récepteur de haute affinité.

La réponse des voies aériennes à un allergène inhalé comporte deux phases :

- la phase précoce est caractérisée par la survenue rapide d'une brochoconstriction qui est maximale 15 à 20 minutes après l'inhalation de l'allergène et qui régresse spontanément dans l'heure suivante ; cette phase survient chez tous les patients ayant un asthme allergique ; la phase précoce est due à l'interaction entre l'allergène et les IgE présentes à la surface des mastocytes et des basophiles ; elle est l'expression d'une réaction d'hypersensibilité immédiate médiée par les IgE (et accessoirement par les IgG4 chez l'homme, les IgG1 chez la souris) ; elle est facilement contrôlée par l'inhalation d'agonistes β2-adrénergiques ; elle est prévenue par l'inhalation d'agonistes β2-adrénergiques ou de cromoglycate de sodium ; une dose unique de corticoïdes oraux ou inhalés est inefficace mais une administration prolongée sur plusieurs jours peut inhiber partiellement cette phase précoce, en partie par la diminution du nombre de mastocytes présents dans la muqueuse bronchique ;

- la phase tardive débute 4 à 6 heures après l'inhalation antigénique, dure environ 12 heures et peut parfois se répéter les jours suivants ; elle survient chez près de 50 % des patients et se caractérise par la persistance de l'obstruction bronchique (plus de 12 heures), une sensibilité réduite aux traitements broncho-dilatateurs (β2-mimétiques) et l'existence d'une hyperréactivité bronchique ; cette phase est reliée à une infiltration cellulaire polymorphe de la paroi bronchique comportant des neutrophiles, puis des polynucléaires éosinophiles et des lymphocytes [16] ; on suppose que cet infiltrat inflammatoire est dû à l'activation des cellules résidentes (cellules endothéliales et épithéliales) et des cellules inflammatoires (mastocytes, macrophages...) lors du contact avec l'allergène ; la sécrétion locale de molécules chimio-attractantes et l'expression de molécules d'adhérence intercellulaire permettent l'attraction puis l'activation au site de la réaction inflammatoire de cellules effectrices spécialisées responsables des manifestations cliniques et fonctionnelles.

2.2.2. Différents types d'asthme professionnel

On distingue principalement deux types d'AP : AP avec et AP sans période de latence, auxquels on pourrait rajouter quelques variantes telles que l'asthme de mécanisme pharmacologique. Nous décrivons ces types d'AP dans la suite.

2.2.2.1. Asthme avec période de latence

C'est la forme la plus fréquente. Elle comporte une période de latence (allant de quelques semaines à quelques années) nécessaire à l'acquisition de la sensibilisation. IgE dépendant ou indépendant, ce type d'AP affecte cependant une minorité de sujets exposés et, après sensibilisation, récidive lors de toute exposition ultérieure à l'agent causal, même à faible concentration. L'AP IgE dépendant résulte le plus souvent d'une sensibilisation à des agents de haut poids moléculaire (protéines ou polysaccharides d'origine animale ou végétale), ou certains agents de faible poids moléculaire (isocyanates, acides anhydriques ou sels de platine) [9] et affectent principalement, mais pas exclusivement, des sujets atopiques. Pour la majorité des agents chimiques de faible poids moléculaire, un mécanisme IgE dépendant n'a pu être démontré. L'AP dû à ces agents n'est pas favorisé par un terrain atopique. Des mécanismes tels que l'hypersensibilité à médiation cellulaire, l'activation du complément, ou encore l'histaminolibération non spécifique ont été évoqués. Le tableau 1 ci-dessous résume les caractéristiques de l'AP avec période de latence.

Tableau 1 : Caractéristiques de l'asthme professionnel causé par des agents de haut et faible poids moléculaires.

Source : [9]

	Agent de haut poids moléculaire (protéines)	Agent de faible poids moléculaire (produits chimiques)
Poids moléculaire	> 5000 daltons	≤ 5000 daltons
Exemples	Enzymes, farines …	Isocyanates, le cèdre rouge …
Mécanisme immunologique	Identifié le plus souvent (IgE)	Non identifié le plus souvent
Histoire clinique Facteurs de prédisposition	Atopie, tabagisme	Inconnus
Délai de survenue des symptômes	Long	Court
Associé à et précède rhinoconjonctivite	Souvent	Rare
Eléments fonctionnels Type temporal de réaction lors de l'exposition laboratoire	Immédiate	Retardé
Epidémiologie, fréquence	< 5%	5 – 10%

L'histoire naturelle de l'asthme avec période de latence est illustrée par la figure 1. Les facteurs de risque sont reliés à l'hôte et à l'environnement.

Figure 1 : Facteurs influençant l'histoire naturelle de l'asthme avec période de latence

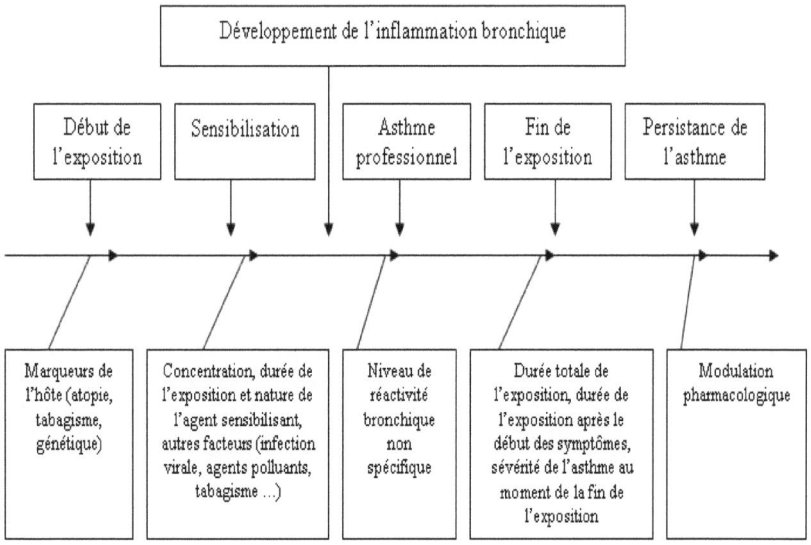

Source : [9]

Une fois la sensibilisation allergénique acquise, on ne connaît rien des facteurs qui conditionnent le risque de développer l'asthme professionnel, quoique le niveau de réactivité bronchique non spécifique de base ne semble pas jouer un rôle [17]. Environ 50 à 75 % des travailleurs qui cessent l'exposition continuent à être symptomatiques et à présenter de l'HRB [9].

2.2.2.2. Asthme sans période de latence [9]

C'est une forme d'AP plus récemment reconnue, et plus rare. Il est aussi appelé syndrome d'irritation des bronches (SIB). Les Anglo-Saxons l'appellent *irritant-induced asthma* ou *reactive airways dysfunction syndrome* (RADS). Le mécanisme du SIB n'est pas connu. L'AP de mécanisme irritatif survient au décours immédiat d'une exposition unique aigue massive et accidentelle à un agent irritant bronchique (gaz, vapeurs, fumées) [18]. Mettant en jeu des mécanismes inflammatoires, ils ont été décrits initialement par S.M Brooks [19]. Même si les signes respiratoires ressemblent aux symptômes d'asthme, la pathologie respiratoire associée au RADS peut être distinguée de la typique inflammation des voies aériennes associée à l'asthme

[18, 19]. La réexposition à l'agent causal à faible concentration n'induit pas nécessairement la reproduction des symptômes. Les deux principaux agents étiologiques sont le chlore et l'ammoniac.

2.2.2.3. Asthmes de mécanismes pharmacologiques

Les insecticides organophosphorés, par inhibition du cholinestérase, entraînent une surcharge en acétylcholine provoquant un bronchospasme. Ce mécanisme fait intervenir le système cholinergique qui est le plus important système de contrôle du tonus bronchique et des sécrétions bronchiques [20].

La figure 2 ci-dessous présente les mécanismes en cause dans l'AP à des agents de haut poids et de bas poids moléculaires ; aboutissant à l'HRB et l'obstruction des voies aériennes.

Figure 2 : Mécanismes de survenue de l'HRB et de l'obstruction des voies aériennes dans le développement de l'asthme professionnel à des agents de haut et bas poids moléculaires

Source : [21]

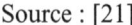

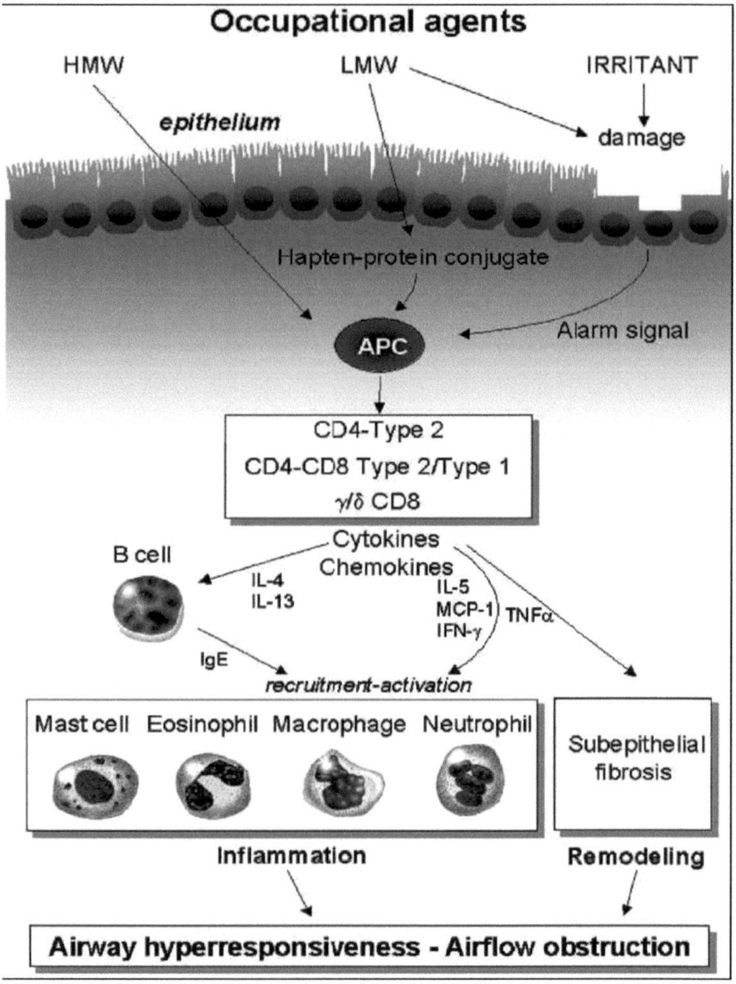

APC = Antigen-presenting cells

2.3. Epidémiologie de l'asthme professionnel

L'épidémiologie de l'AP a fait l'objet de plusieurs études. Les données proviennent également des programmes de surveillance et des statistiques médico-légales. Dans une revue publiée en 2006 sur les agents étiologiques de l'AP [4], J. Ameille fait la synthèse des différents éléments nécessaires à la connaissance de l'épidémiologie de l'AP. L'essentiel de ce chapitre est tiré de cette revue. Une attention particulière sera accordée aux différents métiers concernés par notre étude.

2.3.1. Prévalence de l'AP

La prévalence de l'AP a été étudiée à partir des symptômes respiratoires liés au travail et évocateurs d'asthme dans de nombreux groupes professionnels. La majorité des études reposent sur des questionnaires pas toujours complétés par des évaluations objectives de la fonction respiratoire et par la mesure de la réactivité bronchique non spécifique. Ces études ont pour avantage leur rapidité et un coût modéré, mais elles exposent à des biais de sélection liés en particulier à l'effet « travailleur sain »[1] [22, 23] responsable d'une sous-évaluation de la fréquence de la maladie. Les prévalences d'AP rapportées varient considérablement d'un agent étiologique à l'autre [24]. Ainsi pour les expositions à des allergènes de haut poids moléculaire (HPM), la prévalence de l'AP a été évaluée à 2,5 % chez des travailleurs exposés au latex [25] et à 50 % chez des travailleurs exposés à des enzymes protéolytiques dans l'industrie des détergents [26]. Des variations de même amplitude ont été observées pour des expositions à des agents de faible poids moléculaire : 3 % chez des travailleurs exposés à des anhydrides d'acide [27], 54 % chez des salariés exposés à des sels de platine [28]. Les prévalences d'AP rapportées dans différentes études pour un même agent varient également beaucoup, de 5 % à 30 % pour les isocyanates par exemple [29]. Ces différences sont probablement le fait de l'hétérogénéité en matière de conditions d'exposition et de méthodes d'évaluation utilisées dans chaque étude. Des propositions ont été faites pour améliorer la spécificité des questionnaires utilisés [30]. Lorsque les cas suspectés par un questionnaire sont confirmés par des tests objectifs documentant les modifications de la fonction respiratoire en relation

---

[1] Arrêt de la formation (du suivi de l'étude) après apparition de l'effet sanitaire recherché dans l'étude.

avec l'exposition à l'agent causal, la prévalence de l'AP est généralement inférieure ou égale à 5 % dans les populations exposées à des allergènes de haut poids moléculaire, et de l'ordre de 5 à 10 % dans les populations exposées à des allergènes de faible poids moléculaire [31]. Dans une étude sur une population de boulangers âgés en moyenne de 40 ans, Jacobs et al [32] obtiennent une prévalence d'asthme de 9 % alors que celle des symptômes respiratoires sans diagnostic d'asthme était beaucoup plus élevée (23 %). A partir d'un questionnaire évaluant les symptômes d'asthme, et des tests cutanés allergéniques, Akpinar-Elci et al. obtiennent dans une population de coiffeuses turques une prévalence d'AP de 14,6 % [33].

2.3.2. Incidence de l'asthme professionnel

Les données pour déterminer l'incidence de l'AP proviennent : (i) d'études longitudinales d'incidence, (ii) de statistiques médico-légales ou (iii) de systèmes de déclaration volontaire.

⬥ **Les études longitudinales** concernent essentiellement des cohortes exposées à des allergènes de haut poids moléculaire. Elles évaluent souvent l'incidence de la sensibilisation aux allergènes professionnels et/ou des symptômes respiratoires (y compris ceux de l'asthme) dans des populations à haut risque d'AP et permettent l'analyse des facteurs de risque personnels ou liés à l'exposition. La plupart de ces études donnent des incidences des symptômes respiratoires ou de sensibilisation aux allergènes professionnels. En effet, dans une étude de cohorte concernant 769 apprentis en technologie animale, en pâtisserie et en hygiène dentaire, le taux de sensibilisation observé était de 7,9 ‰ personne-années chez les apprentis exposés aux animaux de laboratoire, de 4,2 ‰ personne-années chez les apprentis exposés à la farine, et de 2,5 ‰ personne-années chez les apprentis exposés au latex [34]. Les incidences de la sensibilisation et de l'AP au latex au cours de l'apprentissage ont été rapportées respectivement à 6,4 % et 4,5 % [35]. Seule Gautrin, en utilisant la cohorte de 769 apprentis (ci-dessus), donne l'incidence d'asthme probable, défini par des modifications significatives de la réactivité bronchique non spécifique et la positivité de tests immunologiques, estimée à 2,7 % personne-années chez les apprentis exposés aux animaux de laboratoire [36]. Aucune autre étude à ce jour n'a donné d'incidence d'asthme probable, autant chez les boulangers/pâtissiers, que chez les coiffeurs. Dans une étude italienne portant sur 125 apprentis boulangers soumis à 6, 18 et 30 mois, à un questionnaire et à des Prick tests, les incidences des symptômes respiratoires liés au travail et de la sensibilisation à la farine ou à l'alpha-amylase étaient respectivement de 9 % et 10,1 % à 30 mois [37]. Cullinan et coll. ont évalué à 1 cas pour 100 personne-années l'incidence des symptômes respiratoires liés au travail, associés à un Prick test positif à la farine, dans une cohorte de 300 travailleurs nouvellement employés en boulangerie ou en meunerie [38]. Très récemment, Skjold et al ; ont rapporté des incidences cumulées de rhinite, des symptômes d'asthme et de sensibilisation aux allergènes professionnels respectivement de 40,2 % ; 20,5 % et 6,1 % au cours d'un suivi de 20 mois d'apprentis boulangers danois [39]. Lors d'une étude sur une population de coiffeuses suédoises, Albin et al rapportent un taux d'incidence d'AP à 3,9 pour 1000 personne-années [40].

✦ **Statistiques médico-légales** : **En France**, selon les données publiées par la Caisse Nationale d'Assurance Maladie des Travailleurs Salariés, dont les prestations concernent environ 15 millions de personnes, 232 asthmes ont été reconnus en maladie professionnelle par présomption d'origine, en 2003, **soit une incidence estimée de l'ordre de 15 cas par million de travailleurs. En Belgique**, les statistiques du Fonds des Maladies Professionnelles (www.fmp-fbz.fgov.be) permettent d'estimer l'incidence de l'AP à 11,9 cas par million de travailleurs et par an durant la période 2000-2002 [41]. Des taux plus importants ont été rapportés en Allemagne [42] : 51 cas par million de travailleurs et par an, et surtout en Finlande [43] : 174 cas par million de travailleurs et par an, dont une proportion très importante chez des fermiers. Les statistiques suédoises font apparaître un taux de 80 cas par million de travailleurs [44]. La faible proportion des déclarations en France et en Belgique est en rapport, entre autres, avec la complexité des démarches administratives de reconnaissance en maladie professionnelle et la crainte de perte de l'emploi.

✦ **Des programmes de déclaration volontaire :** il reposent sur des systèmes de surveillance mis en place dans plusieurs pays [41, 45, 46] et donnent des indications sur l'incidence de l'AP dans la population générale. Ce sont : le programme SENSOR (Sentinel Event Notification System for Occupational Risks) aux États-Unis [45], le projet SWORD (Surveillance of Work-Related and Occupational Respiratory Diseases) en Grande-Bretagne [47]. En France, l'ONAP (Observatoire National des Asthmes Professionnels) a été créé en 1996 [48, 49]. Il repose sur un réseau de médecins volontaires (médecins des consultations de pathologie professionnelle, médecins du travail, pneumologues, médecins conseil de la sécurité sociale). Des expériences analogues ont été réalisées dans la région des West Midlands en Grande-Bretagne [50, 51], dans les provinces de Colombie Britannique [52] et de Québec [53] au Canada, dans la province du Piedmont en Italie [54], en Afrique du Sud [55], en Australie [56] et en Belgique [41]. Les résultats de ces différents programmes (tableau 2) montrent des incidences contrastées d'un pays à l'autre, qui reflètent pour une partie des différences dans la structure des emplois et des industries, et pour une autre partie, des méthodes de recueil des données inhomogènes. En France, l'incidence de l'AP estimée sur la base des données de l'ONAP est de 24 cas par million de travailleurs et par an pour la période 1996-1999 [48].

Tableau 2 : Estimations de l'incidence de l'AP dans différents pays (programmes de déclaration volontaire)

Pays	Année(s)	Incidence de l'AP*
Grande-Bretagne		
– SWORD	1989-92	22
	1992-93	37
– SHIELD	1992-97	38 (34-41)
	1990-97	41
Etats-Unis (SENSOR)		
– Michigan	1988-94	29
	1995	27 (58-204)§
– Californie	1993-96	25 (23-27)
Canada		
– Colombie britannique	1991	92
– Québec (PROPULSE)	1992-93	42-79
France (ONAP)	1997	26
Italie, Piedmont (PRIOR)	1996-99	24 (22-25)
	1996-97	24 (18-30)
Afrique du Sud (SORDSA)	1997-99	17,5
Australie (SABRE)	1997-2001	31 (27-38)
Belgique	2000-2002	23,5 (19-29)

*Les taux d'incidence sont exprimés en nombre de nouveaux cas par an et par million de travailleurs actifs. Les intervalles de confiance à 95 % figurent entre parenthèses. Les taux d'incidence incluent les asthmes professionnels « immunologiques » et les syndromes d'irritation des bronches ;
§estimations indirectes obtenues par les techniques de « capture-recapture ».
SWORD: Surveillance of Work-related and Occupational Respiratory Diseases; SENSOR: Sentinel Event Notification System for Occupational Risks; PROPULSE: Projet Pulmonaire Sentinelle; ONAP: Observatoire National des Asthmes Professionnels ; SORDSA: Surveillance of Work-related and Occupational Respiratory Diseases in South Africa, SABRE : Surveillance of Australian Workplace Based Respiratory Events.

Source : [4]

2.4. Métiers à risque

Certaines études en population générale donnent des informations sur le risque d'asthme en fonction de la profession [23, 57-60]. De nombreuses professions seraient associées à un excès de risque d'asthme. Karjalainen et coll. [61], en Finlande, ont ainsi observé un risque d'asthme significativement augmenté dans 125 professions. Les professions pour lesquelles un excès de risque est retrouvé avec le plus de constance sont le nettoyage [23, 58, 60, 62, 63] et les professions agricoles [61, 64, 65]. Les programmes de surveillance volontaire et les études basées sur des registres apportent un éclairage quelque peu différent. Les plus fortes incidences d'AP sont observées chez les boulangers et chez les peintres au pistolet [43, 44, 48, 51, 66]. Des incidences élevées ont été également rapportées dans la coiffure [43, 44, 48], dans l'agriculture [43, 44], dans la soudure [43, 44] et dans la production des matières plastiques [44, 51, 66].

Les principaux métiers en France [48]

- Boulangers, pâtissiers : environ 20 % des AP sont observés chez les boulangers et les pâtissiers (29 % chez les hommes et 5 % chez les femmes). La farine (blé et seigle) est la principale étiologie, mais de nombreux autres allergènes peuvent être en cause, notamment les enzymes utilisées comme améliorants de la farine (alpha amylase, cellulase) et les contaminants de la farine (acariens de stockage, charançons, papillons, blattes…etc.).

- Métiers de la santé : environ 10 % des AP sont observés chez le personnel soignant, paramédical ou médical, avec une prédominance féminine. Le latex des gants est l'étiologie le plus souvent évoquée. Les aldéhydes (glutaraldéhyde et formaldéhyde) sont également responsables d'un nombre important de cas. On observe depuis quelques années une augmentation des sensibilisations aux ammoniums quaternaires, molécules largement utilisées en milieu médical pour leurs propriétés désinfectantes et détergentes. D'autres produits désinfectants (oxyde d'éthylène, chloramine T) sont plus rarement en cause.

- Coiffeurs : environ 8 % des AP concernent les coiffeurs, une proportion qui atteint 18 % si l'on considère uniquement les femmes. Il existe plusieurs causes possibles, mais les cas sont dus en majorité aux persulfates alcalins. Ces molécules sont utilisées comme produits de décoloration capillaire. Des cas d'AP, beaucoup plus rares, ont été imputés aux teintures capillaires, aux produits de permanente ou au henné.

- Peintres : les peintres représentent environ 8 % des victimes d'AP (12 % si l'on ne tient compte que des hommes). Les peintres au pistolet, tout particulièrement ceux de l'industrie automobile, sont particulièrement concernés. Les isocyanates entrant dans la composition des peintures polyuréthanes pulvérisées sur les carrosseries sont la cause essentielle des ces asthmes. Les solvants des peintures contribuent à majorer les symptômes par leurs propriétés irritantes.

- Travailleurs du bois : d'après les données de l'ONAP, les travailleurs du bois représentent 5 % des victimes d'AP (8 % des hommes). De nombreuses espèces de bois sont sensibilisantes, mais l'asthme des travailleurs du bois peut aussi la conséquence la conséquence de sensibilisations à d'autres agents : isocyanates des vernis, formaldéhyde, notamment.

- Personnels de nettoyage : 4 à 5 % des AP concernent les personnels de nettoyage (ce chiffre atteint 9 % si l'on ne tient compte que des femmes). Une augmentation du nombre de cas a été observée au cours des dernières années. Les potentielles sont multiples : acariens, latex des gants, ammoniums quaternaires des détergents. Beaucoup de produits de nettoyage sont en outre utilisés sous forme de spray, ce qui facilite leur pénétration respiratoire.

2.5. Agents étiologiques

Près de 300 agents étiologiques de l'AP ont été recensés, qui ont fait l'objet de chapitres de livre [67] ou de revues générales [68, 69]. Un site Internet est également régulièrement mis à jour (www.asmanet.com). Seul un petit nombre d'allergènes est responsable d'un nombre important de cas. En France, selon les données de l'ONAP, cinq agents sont en cause dans plus de 50 % des cas d'AP [48]. Il s'agit par ordre de fréquence décroissante, de la farine, des isocyanates, du latex, des aldéhydes (principalement formaldéhyde et glutaraldéhyde), et des persulfates alcalins. La répartition des agents étiologiques varie d'un pays à l'autre (tableau 3) mais la farine et les isocyanates ont toujours une place importante, à l'exception de la Finlande pour les isocyanates [43] et des États-Unis pour la farine [70].

Tableau 3 :Comparaison de la répartition des agents étiologiques suspectés dans différents pays

AGENT	France ONAP [48] 1996 - 1999 n = 2198	GB SWORD [51] 1992 - 2001 n = 6164	Finlande [28] 1989 - 1995 n = 2602	Canada Québec PROPULSE [41] 1991 - 1992 n = 453	USA (Michigan) SENSOR [40] 1988 - 1994 n = 725	Afrique du Sud SORDSA [46] 1997 - 1999 n = 307	Belgique [26] 2000 - 2002 n = 283
Farine, céréales	21,9	9	22,3	14,3	1,9	9,9	12,0
Isocyanates	14,1	14	4,8	17,1	19,9	16,7	15,9
Latex	7,2	2	0,3	-	-	16,0	9,5
Aldéhydes	5,9	4	1,8	-	4,1	1,2	1,1
Persulfates alcalins	6,8		1,4	-	-	-	3,9
Poussières de bois	3,7	6	2,7	0,8	0,8	-	2,8
Animaux	1,9	5	37,7	6,6	0,4	0,9	3,9

Source : [4]

Cullinan et coll. dans une revue publiée en 2004 sur l'AP, dressent une liste des différents agents en cause et des métiers exposants. Le tableau 4 [71] détaille cette liste. Classiquement il existe deux catégories d'agents : les agents de haut poids moléculaire (PM) et ceux de bas poids moléculaire (<5 kDa). Les allergènes de haut poids moléculaire les plus importants incluent les protéines excrétées par les animaux de laboratoire, les allergènes de la farine, les enzymes utilisées dans les industries alimentaires et de fabrication de détergents, et les protéines de latex. Les agents de faible poids moléculaire sont des substances chimiques agissant probablement comme des haptènes, et devenant allergéniques après conjugaison avec une ou plusieurs protéines sériques. Certaines d'entre elles – notamment les acides anhydriques et les sels de platines- induiraient l'asthme par un mécanisme typiquement allergique de type Th2 avec la production d'IgE spécifique. Dans certains cas d'asthme induit par les isocyanates, un mécanisme similaire serait responsable. Dans d'autres cas, et semble-t-il pour la plupart des agents de faible poids moléculaire, le mécanisme, très varié, comporterait une interaction entre les cellules inflammatoires et les nerfs des voies aériennes [72]. Plusieurs autres agents, dont le nombre est en augmentation, ont été identifiés par les systèmes de surveillance dans les milieux professionnels non industrialisés, tels que les écoles; ceux-ci incluent les produits industriels de nettoyage et d'entretien. Généralement, ces systèmes de surveillance sous-estiment l'importance de l'exposition aux agents sensibilisants de faible poids moléculaire ayant une grande réactivité chimique, les expositions mixtes observées dans les milieux professionnels non industrialisés et les expositions aux produits liquides d'entretien et les solvants qui sont des irritants respiratoires.

Table 4: Principaux métiers et agents à risque d'AP.

Source : [71]

High molecular weight agents		Low molecular weight agents	
Occupation	Agent	Occupation	Agent
Baking, milling, pastry making	Flour(s), α-amylase, other enzymes, egg white	Spray painters, French polishers	Diisocyanates
Laboratory animal researchers and technicians	Rat, mouse, guinea pig, ferret, etc. proteins, egg	Electronic solderers	Colophony fume
Health care workers	Latex	Health care workers	Glutaraldehyde, methyl/butyl methacrylate
Detergent enzyme manufacturers	Detergent protease, amylase, lipase, cellulase	Plastics and foam manufacturers	Diisocyanates, acid anhydrides, epoxy resins
Tea packers, coffee processors	Herbal teas, green coffee bean	Woodworkers, lumberjack	Red cedar, iroko, other tropical sawdusts
Sea food processors	Prawn, crab, other (shell) fish proteins	Textile workers	Reactive dyes
Other food processors	Garlic, egg, enzymes	Hairdressers	Persulphates
Flower and vegetable farmers	Pollens	Pharmaceutical manufacturers	Penicillins, morphine, cimetidine
			High molecular weight agents Low molecular weight agents

2.6. Les facteurs de risque d'AP

Dans la littérature, on retrouve de façon constante quatre facteurs de risque d'AP : l'atopie, le tabagisme, le polymorphisme génétique et l'exposition aux agents sensibilisants. A ceux-ci se rajoutent d'autres facteurs pas toujours rapportés, mais dont le rôle dans la survenue de l'AP n'est pas négligeable. Ce sont : la rhinite, l'hyperréactivité non spécifique et l'exposition à des irritants respiratoires et aux endotoxines [4].

2.6.1. L'atopie

Dans les études épidémiologiques, l'atopie est définie de manière opérationnelle par la positivité d'au moins un test cutané (ou la présence d'IgE spécifiques) vis-à-vis des pneumallergènes communs ou par l'existence d'antécédents personnels ou familiaux de maladie atopique (asthme, rhinite, eczéma). De nombreuses études démontrent que l'existence d'un terrain atopique augmente fortement le risque de développer une sensibilisation IgE-médiée et un asthme à l'égard de substances professionnelles de haut poids moléculaire (HPM), telles que les céréales [34, 38, 73], les enzymes [74, 75], le latex naturel [34] et les animaux de laboratoire [34, 76, 77]. L'atopie ne semble pas favoriser la survenue de l'AP chez les travailleurs exposés à des substances de bas poids moléculaire (BPM) pour lesquelles le rôle des IgE n'est pas formellement documenté.

2.6.2. Facteurs génétiques autres que l'atopie

Plusieurs investigateurs ont décrit une relation entre l'AP causé par des agents de BPM et certains antigènes HLA de classe II qui sont impliqués dans la présentation des antigènes aux cellules immunitaires (tableau 5) [78, 79]. D'autres auteurs ont rapporté une association entre l'AP induit par les isocyanates et certains génotypes de la glutathion-S-tranférase et de la N-acétyltranférase qui jouent un rôle primordial dans la protection des cellules contre les agressions oxydatives [80-82]. Un travail récent [83] suggère qu'un polymorphisme du gène MTHFR impliqué dans le métabolisme des folates et vitamines B serait associé au risque d'asthme. Certaines données suggèrent que l'effet des facteurs génétiques varie en fonction du niveau d'exposition, étant plus marqué dans les populations de travailleurs faiblement exposés [84].

Source : [4]

Tableau 5 : Facteurs génétiques impliqués dans l'asthme professionnel induit par des agents de bas poids moléculaire

Agent professionnel	Nombre de sujets*	Gêne	Association[¥]
Isocyanates (TDI)	28 TPS+	HLA-DQB1*0503	RR = 9,8
		HLA-DQB1*0201/0301	RR = 9,5
		HLA-DQB1*0501	RR = 0,1
		HLA-DQA1*0101 et/ou *0102	RR = 0,1
Isocyanates (TDI)	30 TPS+	HLA-DQB1*0503	RR = 2,9
		HLA-DQB1*0501	RR = 0,1
Isocyanates (TDI)	67 TPS+	HLA-DQA1*0503	ND
		HLA-DQA1*0104	ND
		HLA-DQB1*0501	ND
		HLA-DQA1*0101	ND
Isocyanates[§]	55 (7TPS+)	HLA-DRB1/DQB1/DQA1	Absente
Isocyanates[§]	10 TPS/DEP+	HLA-DR/DQ	Absente
Isocyanates (TDI)	142 (106 TPS+)	HLA-A, B, C	Absente
		Polymorphisme TNFα-308	
Anhydrides acides	30 IgE+	HLA-DR3	OR= 6,0
Anhydride trimellitique	11 IgE+	HLA-DR3	OR= 16,0
Anhydrides acides	52 IgE+	HLA-DQ5	OR = 4,3 (1,7-11,0)
		HLA-DQB1*0501	OR = 3,0 (1,2-7,4)
		HLA-DR1	OR = 3,0 (1,2-11,0)
Platine	44 TC+	HLA-DR3	OR = 2,3 (1,0-5,6)
		HLA-DR6	OR = 0,4 (0,2-0,8)

33

Agent		Marqueur génétique	OR
Latex (hévéine)	189 IgE+	HLA-DR6	OR = 0,4 (0,2-0,8)
		HLA-DQB1*0302	ND
		HLA-DRB1*04	ND
Rat (allergène urinaire)	109 IgE/TC+	HLA-DR7	OR =1,8 (1,1-2,9)
		HLA-DR3	OR =0,5 (0,3-0,1)
Cèdre rouge	56 TPS+	HLA-DQB1*0302	OR = 4,9 (1,3-18.6)
		HLA-DQB1*0603	OR = 2,9 (1,0-8,2)
		HLA-DQB1*0501	OR = 0,3 (0,1-0,8)
		HLA-DRB1*0401-DQB1*0302	OR = 10,3
		HLA-DRB1*0101-DQB1*0501	OR = 0,3
Isocyanates§	109 TPS/DEP+	GSTM1 nul	OR = 1,89 (1,01-3,5)
		GSTM1 nul + GSTM3 AA	ND
Isocyanates§	109 TPS/DEP+	NAT1 (acétyleur lent)	OR = 2,5 (1,3-4,9)
		GSTM1 nul + NAT1	OR = 4,5 (1,7-11,6)
		GSTM1 nul + NAT2	OR = 3,1 (1,1-8,8)
Isocyanates (TDI)		NAT1 (acétyleur lent)	OR = 7,8 (1,2-51,6)
Isocyanates (TDI)	56 TPS+†	GSTMP1 Val/Val	OR = 0,23 (0,-1,1)

*TPS+ = asthme professionnel démontré par un test de provocation bronchique spécifique ;

¥ L'association entre les marqueurs génétiques et l'asthme professionnel est résumée par la mention « absente » lorsqu'il n'y a pas d'association significative ou par la valeur du RR (rate ratio) ou du OR (odds ratio), ainsi que l'intervalle de confiance à 95 % (entre parenthèses) ;

§ Différents types d'isocyanates incluant le TDI (toluène diisocyanate), le HDI (hexaméthylène diisocyanate) et le MDI (méthylène diphényl diisocyanate) ;

† Durée d'exposition au TDI supérieure à 10 ans ;

GSTM = glutathione-S-transférase; NAT = n-acétyltransférase ; ND = données chiffrées non disponibles. DEP+ = asthme professionnel démontré par l'enregistrement des débits expiratoires de pointe au travail ; IgE+ = présence d'immunoglobulines E spécifiques à l'égard de l'agent professionnel; TC+ = test cutané d'allergie positif pour l'agent professionnel.

2.6.3. Tabagisme

Le rôle du tabagisme actif dans le développement de l'AP a été rapporté pour des agents mettant en jeu un mécanisme de type IgE. Il s'agit d'agents de BPM tels que les sels de platine et les composés anhydres [27, 28]. Chez les travailleurs exposés à ces agents, le tabagisme actif interagit autant avec les faibles qu'avec les fortes expositions pour induire une sensibilisation allergénique [85]. Il semble aussi affecter les mécanismes sous-jacents impliqués dans la survenue de l'AP, comme le montre la composition cellulaire des muqueuses des voies aériennes, avec une numération leucocytaire plus faible chez les asthmatiques fumeurs [86]. Le tabagisme actif augmente le risque de sensibilisation aux agents de HPM qui interviennent aussi via un mécanisme IgE, dans le développement de l'AP. A l'opposé, dans une revue publiée en 2003 [31], le tabagisme actif n'augmenterait pas le risque de développement d'AP pour des agents de BPM tels que les diisocyanates et le cèdre rouge, pour lesquels un mécanisme IgE spécifique n'est pas considéré comme le principal mécanisme de développement de l'AP.

2.6.4. Exposition aux agents sensibilisants

Le rôle du niveau d'exposition peut être sous-estimé dans la mesure où les travailleurs symptomatiques (ou ayant certains facteurs de risque) ne sont pas affectés à des postes exposés ou ont tendance à quitter les postes les plus exposés (biais du travailleur sain ou "healthy worker effect"). De nombreuses études épidémiologiques ont démontré l'existence d'une relation dose-réponse entre l'intensité de l'exposition et la prévalence de la sensibilisation immunologique à différents agents professionnels, tels que les animaux de laboratoire [87, 88], les farines de céréales [38, 73, 89-91], les enzymes [34, 36, 74, 75, 77, 92, 93], le latex [34], les sels de platine [28, 85, 94, 95] et les anhydrides acides [96]. Pour les isocyanates, des études cas-témoins plaident également en faveur d'une relation entre le niveau d'exposition et la survenue d'AP [97, 98]. Bien qu'il soit actuellement impossible d'affirmer l'existence d'un seuil d'exposition en deçà duquel une sensibilisation IgE et un AP ne surviennent pas, les données disponibles suggèrent que le risque est minime lorsque les niveaux d'exposition sont inférieurs à 0,5 mg/m^3 pour la poussière de farine ou 0,2 µg/m^3 pour les allergènes de blé [73] ; 0,25 ng/m^3 pour l'α-amylase [75] ; 0,7 µg/m^3 pour les allergènes urinaires de rat [99] ; et 0,6 ng/m^3 pour les allergènes du latex naturel [100]. Mais, la nature précise de la relation exposition-réponse reste incertaine. Ainsi, certaines études laissent penser que l'exposition à des concentrations élevées d'allergènes de rat pourrait exercer un effet protecteur [87] à l'instar de ce qui a été rapporté pour les animaux domestiques [101]. Par ailleurs, la relation exposition-réponse pourrait être influencée par d'autres facteurs, tels que l'existence d'un terrain atopique et le temps écoulé depuis le début de l'exposition professionnelle. Le rôle des niveaux d'exposition semble plus marqué durant les premières années qui suivent l'embauche [87, 88] et chez les travailleurs non atopiques [102], bien que la pente de la relation dose-réponse soit plus abrupte chez les sujets atopiques [88].

J. Ameille, dans sa revue publiée en 2006 sur les agents étiologiques de l'AP [4] rapporte d'autres facteurs de risque retrouvés de façon inconstante dans la littérature mais dont le rôle dans le développement de l'AP n'est pas négligeable. Il s'agit de :

ⵜ Rhinite

La majorité des patients souffrant d'AP présente également des symptômes de rhinite ou de rhinoconjonctivite liés à l'environnement professionnel [103, 104]. La rhinite professionnelle semble aussi fréquente dans les cas d'AP causés par des substances de BPM que de HPM mais les symptômes de rhinite seraient plus marqués lorsque des agents de HPM sont impliqués [103]. Bien que la rhinite professionnelle constitue un précieux signal d'alarme, sa valeur prédictive quant à la survenue d'un AP reste assez imprécise. Une étude longitudinale, portant sur le suivi pendant 32 mois d'une cohorte d'apprentis exposés aux allergènes des animaux de laboratoire, a montré que l'apparition d'une rhinite professionnelle avait une valeur prédictive positive de 11 % pour l'AP [105]. Cependant, environ 20 % des sujets développant une rhinite professionnelle présentaient une augmentation concomitante de la réactivité bronchique non spécifique, suggérant l'apparition d'un asthme à un stade préclinique [106]. La relation physiopathologique étroite entre la rhinite et l'asthme semble se confirmer en ce qui concerne l'environnement professionnel. En effet, une étude portant sur l'ensemble de la population finlandaise a mis en évidence une nette augmentation du risque (risque relatif = 4,8 ; IC 95 % : 4,3-5,4) de développer un asthme (professionnel dans 37 % des cas) chez les sujets souffrant de rhinite professionnelle [107].

⭐ Hyperréactivité bronchique non spécifique

Les données disponibles ne permettent pas d'affirmer de manière formelle que l'existence d'un asthme et/ou d'une hyperréactivité bronchique non spécifique augmente le risque de développer un AP. Dans une étude longitudinale, Chan-Yeung et coll. [17] ont démontré que l'AP induit par la poussière de cèdre rouge survenait chez des travailleurs qui ne présentaient pas d'hyperréactivité non spécifique avant l'apparition des symptômes asthmatiques liés au travail. Cependant, une étude récente, portant sur une cohorte d'apprentis exposés aux animaux de laboratoire, a montré que l'apparition d'un AP était significativement plus fréquente chez les sujets qui présentaient une hyperréactivité bronchique non spécifique avant le début de l'exposition aux allergènes incriminés [36].

⭐ Exposition aux irritants respiratoires et aux endotoxines

Certaines données épidémiologiques et expérimentales suggèrent que des polluants atmosphériques (fumée de tabac, particules diesel, ozone, formaldéhyde) [108] et les endotoxines [109] pourraient augmenter le risque de sensibilisation aux allergènes professionnels. Les données disponibles n'apportent cependant aucune évidence formelle

2.7. Diagnostic

Le diagnostic d'asthme professionnel devrait être confirmé de façon objective en établissant le lien entre l'asthme et l'exposition professionnelle [110, 111]. Un asthme de survenue récente chez un adulte doit faire penser systématiquement à un AP. L'interrogatoire à lui seul produit des faux positifs, le diagnostic devant être confirmé aussitôt que possible avec des investigations réalisées pendant que les sujets sont présents sur leurs lieux de travail, car l'absence prolongée d'exposition aux agents sensibilisants professionnels peut influencer la fiabilité des procédures de diagnostic [112]. Le débit expiratoire de pointe (DEP) est l'investigation initiale la plus simple à réaliser. Lorsqu'il est réalisé et interprété selon les critères standard de validation, le DEP donne très peu de faux positifs, mais environ de 20 % de faux négatifs [113]. Les prick tests et la recherche d'IgE spécifiques peuvent être réalisés pour plusieurs agents de haut poids moléculaire et peu d'agents de bas poids moléculaire mais très peu d'allergènes standardisés sont commercialisés à ce jour. Le diagnostic de l'asthme est basé sur une histoire professionnelle certaine et la présence de limitations variables des débits ventilatoires ou, si les volumes pulmonaires sont normaux, la présence d'hyperréactivité bronchique non spécifique à la métacholine ou à l'histamine. Les deux protocoles, recommandés par le « American Thoracic Society » [114] donnent des résultats différents. Lorsqu'on recherche une grande sensibilité des tests, ceux utilisant les mesures des ventilations forcées devraient être évités ; lorsqu'on recherche une grande spécificité des tests, les mesures utilisant les ventilations forcées sont recommandées (ex : VEMS) [115].

2.7.1. Interrogatoire/questionnaire

Tout asthme apparaissant chez un adulte en activité professionnelle devrait inciter à rechercher systématiquement une cause liée au travail [21], surtout si la victime appartient à un groupe professionnel « à risque ». Une anamnèse professionnelle doit être la première étape dans l'évaluation initiale de l'asthme survenant chez l'adulte. Il est de règle de rechercher un terrain atopique surtout en cas d'asthme professionnel dû à des substances de haut poids moléculaire. La survenue des symptômes peut être d'emblée évocatrice lorsqu'ils apparaissent pendant le travail ou dans la soirée ou la nuit suivant le travail et que l'on note une amélioration durant les jours de vacances [103]. Des études ont évalué l'importance du questionnaire dans l'évaluation de l'AP [112, 116, 117]. Selon ces études, l'histoire clinique à une bonne sensibilité (87, 92 et 87 % respectivement) mais une mauvaise une spécificité (22, 32 et 14 % respectivement).

2.7.2. Le débit expiratoire de pointe en pratique ambulatoire

Le DEP est particulièrement utile dans l'investigation de l'asthme professionnel [118]. On demande au patient de faire les mesures au moins quatre fois par jour et de noter les différents symptômes observés ainsi que les différents médicaments utilisés pendant les périodes d'activité et les périodes de repos [118]. Les sensibilité et spécificité du DEP sont respectivement de 73 et 100 %, soit plus élevées que celles des autres tests objectifs [119], bien qu'il n'y ait pas de critère standard d'interprétation des enregistrements de DEP [120]. Il a été démontré que lorsque les mesures sont faites pendant au moins quatre semaines, les sensibilité et spécificité du DEP sont très élevées [121], et sont respectivement de 81,8 et 93,8 % alors qu'elles chutent à 70 et 82,4 % lorsque les enregistrements sont faits sur deux semaines seulement. L'exactitude des mesures dépend cependant de la coopération et de l'honnêteté du patient.

2.7.3. Investigations immunologiques

Les tests immunologiques pour le diagnostic d'AP sont limités par le manque d'extraits standardisés et d'allergènes disponibles dans le commerce pour les Prick tests et le manque d'agents pour la détermination d'anticorps IgE spécifiques [122]. La réponse aux Prick tests peut être positive dans plus de 60 % des cas chez des sujets asymptomatiques exposés professionnellement aux enzymes [123]. Néanmoins, la recherche d'une sensibilisation immunologique, médiée par les IgE, par tests cutanés ou par la mesure d'IgE spécifiques sériques (RAST), peut être utile au diagnostic d'asthme professionnel. Pour les agents de poids moléculaire très élevé, la sensibilisation immunologique est considérée comme un test d'excellente sensibilité [124] ; c'est-à-dire que l'absence de ces anticorps élimine effectivement le diagnostic d'asthme professionnel. Ceci suppose bien entendu la bonne qualité des tests sur tous les allergènes sélectionnés. Mais le test ne garantit pas une spécificité de 100 %, aussi la découverte d'anticorps IgE spécifiques ou un Prick test positif ne signifie pas nécessairement l'existence d'un asthme professionnel. Les tests immunologiques sont généralement moins utiles pour les agents de faible poids moléculaire bien que des exceptions existent (sels de platine par exemple, et quelques autres dont les tests possèdent une grande sensibilité [124]). Il existe des techniques fiables de recherche d'anticorps IgE spécifiques pour plusieurs acides anhydriques et pour les teintures. Des Prick tests utilisant des extraits commercialisés de latex ont une grande sensibilité (100 %) mais une mauvaise spécificité (21 %) [117]. A l'opposé, une proportion de 25 % de travailleurs avec des symptômes respiratoires en rapport avec l'activité professionnelle et ayant une réponse négative aux prick tests de sels de platine, ont présenté une réponse positive aux tests de provocation bronchique spécifique aux sels de platine [125].

2.7.4. Epreuves fonctionnelles respiratoires (EFR) et mesure de la réactivité bronchique non spécifique

L'examen spirométrique de base permet de confirmer le diagnostic d'asthme s'il met en évidence un syndrome obstructif, c'est-à-dire un coefficient de Tiffeneau (VEMS/CV) diminué de 20 % par rapport à la théorique, réversible sous traitement bronchodilatateur. En cas de normalité des EFR de base, il est nécessaire de réaliser une épreuve de provocation bronchique non spécifique à la métacholine, à la recherche d'une hyperréactivité bronchique non spécifique (HRBNS). Néanmoins, la réactivité bronchique peut être normale si elle est mesurée à distance de l'exposition au facteur de risque [21]. Par contre, l'absence d'hyperréactivité bronchique au décours d'une période d'exposition permet pratiquement de récuser le diagnostic.

2.7.5. Tests de provocation bronchique : hyperréactivité bronchique spécifique

Les tests d'HRB bronchique spécifique aux agents professionnels [126] sont réalisés dans seulement peu de centres spécialisés [127-130] ; même s'ils représentent des tests de certitude, ils ne peuvent donc être réalisés en routine. De plus, seulement 50 % des sujets avec diagnostic clinique d'AP présentent une réponse positive aux tests [127]. Ce test nécessitant beaucoup de temps pour sa réalisation et pouvant donner de faux résultats (surtout faux négatifs) [131], il ne doit être réalisé que dans certaines conditions telles que : suspicion d'un nouvel agent d'induire un AP, existence d'un doute sur le diagnostic avec les tests régulièrement utilisés, discordance entre les résultats du DEP et ceux des test d'HRB non spécifique à la métacholine ou à l'histamine, ou encore lorsqu'il est nécessaire de confirmer le diagnostic dans un but de changement de poste. En général, ce test est recommandé lorsqu'on a besoin d'avoir le plus grand niveau de preuve entre l'exposition professionnelle et la survenue de l'asthme. Des alternatives à ce test ont été proposées. L'une, suggérée à partir d'une revue de la littérature, est basée sur le fait que les agents sensibilisants professionnels peuvent induire un asthme, soit précocement, soit tardivement, ou les deux [131]. Les auteurs suggèrent que les agents de haut poids moléculaire se comportent comme des aéroallergènes, et pourraient ainsi entraîner un AP de survenue précoce qui peut être détecté par des tests cutanés allergéniques (prick tests) et le degré d'HRB. Les auteurs ont également mis l'accent sur le fait que les réactions entraînées par les agents de faible poids moléculaire ne pouvaient être prédites à cause de l'absence d'une bonne évaluation de la sensibilisation entraînée par ces agents [131].

2.7.6. Autres tests

Depuis les 15 dernières années, des méthodes non invasives sont de plus en plus proposées pour l'évaluation de l'inflammation des voies aériennes pouvant conduire à un AP [132, 133]. Une de ces méthodes est l'analyse du crachat obtenu par expectoration provoquée, qui est une méthode assez reproductible pour l'étude de l'inflammation bronchique [134]. La méthode consiste à induire la production d'expectoration par inhalation d'une solution salée hypertonique et à compter le nombre d'éosinophiles dans le crachat obtenu. La validité de cette méthode a été attestée par plusieurs études qui ont montré que les indices d'inflammation, tels que le nombre d'éosinophiles et les protéines cationiques des éosinophiles, sont augmentés par l'exposition aux allergènes communs [135]. L'inflammation due aux neutrophiles (de part leur nombre élevé dans le crachat) après exposition aux agents de faible poids moléculaire [136-139] est moins documentée. Plusieurs études ont confirmé l'importance des éosinophiles dans le diagnostic de l'asthme causé à la fois par les agents de haut et de bas poids moléculaires [140, 141]. Les éosinophiles semblent un bon indice non invasif de l'inflammation des voies aériennes associée à l'asthme parce que, chez les individus asthmatiques, il existe une assez forte corrélation entre le nombre d'éosinophiles comptés, dans les expectorations provoquées, dans les pièces de biopsie bronchique et dans le liquide de lavage broncho-alvéolaire [142]. Une étude a démontré que l'augmentation du nombre d'éosinophiles dans les crachats serait prédictive d'une HBR aux sensibilisants professionnels [143].

Une autre méthode non invasive d'évaluation de l'inflammation des voies aériennes comme indicateur d'AP, est la mesure du monoxyde d'azote exhalé (NOE) [132, 133, 144]. Le monoxyde d'azote est produit en quantité élevée par diverses cellules inflammatoires activées. Sa concentration dans l'air expiré est augmentée chez le sujet asthmatique [145, 146], et diminuée par la corticothérapie [147]. Peu d'études conduites en milieu professionnel se sont intéressés au rôle de NOE dans l'évaluation de l'AP, et ces quelques études ont donné des résultats inconsistants [147-149]. De plus, l'utilité de la mesure du NOE dans l'investigation de l'AP est limitée par des facteurs affectant les valeurs mesurées, tels que l'utilisation des corticoïdes inhalés et le tabagisme [86, 147]. Ainsi, alors que la sensibilité des tests (mesure du NOE) est élevée, leur spécificité est basse. D'autres données sont nécessaires afin d'utiliser le NOE dans l'évaluation de l'inflammation des voies aériennes car le monoxyde d'azote peut être produit en grande quantité par les cellules épithéliales dans les sinus paranasaux [150] et dans l'estomac [151]. Par ailleurs, une étude transversale en milieu professionnel (entreprise de blanchiment) suggère que seuls les sujets atopiques récemment exposés aux allergènes propres à ce milieu, ont des valeurs élevées de NOE, suggérant ainsi que le NOE serait un indicateur d'inflammation des voies aériennes chez les sujets atopiques [152]. Ce test fera l'objet d'une présentation plus détaillée dans un article plus loin.

Une autre méthode non invasive mais souvent oubliée dans l'évaluation de l'AP est l'analyse du liquide de lavage nasal et la rhinomanométrie. Ces deux techniques peuvent apporter des informations cellulaires et biochimiques utiles. Dans une étude d'approche diagnostique sur les allergies respiratoires d'origine professionnelle, les éosinophiles et les basophiles sont significativement augmentés au bout de 5 et 24 heures après un test de provocation bronchique spécifique chez des sujets ayant un asthme professionnel du aux allergènes des animaux de laboratoires et cette augmentation était corrélée avec la résistance nasale expiratoire [153].

2.8. Enquête environnementale professionnelle

L'étude du poste de travail (actuel, antérieur et avoisinant) et la recherche d'une exposition accidentelle aigue antérieure sont fondamentales. Le rôle du médecin du travail est donc essentiel. Il est nécessaire d'obtenir la liste et la composition des produits manipulés, leur condition réelle de mise en œuvre ainsi que les mesures préventives appliquées. Parfois, des prélèvements atmosphériques qualitatifs et quantitatifs sont nécessaires.

2.8.1. Prévention et surveillance

Les stratégies de prévention de l'AP ont été décrites par plusieurs auteurs tels que Cullinan et Coll. [154] et Gordon et Preece [155]. Pour la prévention primaire, les facteurs individuels et environnementaux sont pris en compte ; pour la prévention secondaire, les manifestations précliniques de la maladie doivent être identifiées ; et pour la prévention tertiaire, les sujets doivent être diagnostiqués assez tôt afin que le traitement soit le plus précoce possible ainsi que toutes les mesures nécessaires pour un suivi adéquat.

La prévention primaire consiste à prévenir la survenue de la maladie par élimination ou substitution des produits allergisants respiratoires (connus pour donner l'AP) ou, à défaut, par changement du poste de travail lorsque cela est possible. Pour les facteurs individuels, sauf exception faite pour l'atopie et le tabagisme, on connaît peu de choses sur les facteurs de susceptibilité. L'atopie a une faible valeur prédictive chez les sujets exposés aux agents de haut poids moléculaire. L'interdiction de la cigarette sur les différents milieux de travail est aujourd'hui effective en France. Pour les facteurs environnementaux, il est important d'identifier les risques liés aux différents produits utilisés et de proposer des solutions pour réduire les niveaux d'exposition aux agents sensibilisants respiratoires. La ventilation des locaux ou la pratique d'activités exposantes en situation moins confinée sont des voies essentielles pour réduire l'exposition. Il faudrait également renforcer le niveau d'information des travailleurs sur les agents auxquels ils sont exposés afin de les sensibiliser à l'utilisation des équipements de protection individuelle et collective.

La prévention secondaire s'intéresse aux manifestations précliniques, notamment la sensibilisation immunologique qui précède généralement le développement de l'AP. Malgré que la valeur prédictive positive de la réactivité cutanée, en tant qu'indicateur de sensibilisation immunologique soit basse, les sujets avec des tests cutanés positifs aux agents de haut poids moléculaire devraient être suivis de près. Pour ces agents, la rhinoconjonctivite est considérée comme facteur prédictif de développement ultérieur de l'AP [21]. La détection précoce de la maladie devrait être recherchée par des visites médicales périodiques chez les employés des industries à haut risque d'AP [156], mais cette procédure est coûteuse. L'objectif de ceci est de détecter la sensibilisation immunologique ou l'AP à un stade précoce car la détection précoce conduit à un meilleur pronostic de la maladie [21]. Il serait intéressant de détecter des tests non invasifs facilement réalisables en milieu professionnel qui puissent permettre un meilleur suivi dans le but de diagnostiquer précocement les manifestations précliniques de la maladie et de prendre les mesures nécessaires pour prévenir l'apparition ou l'aggravation de l'asthme professionnel.

La prévention tertiaire a pour objectif de prévenir les crises d'asthme chez les sujets déjà asthmatiques. Ceci peut comporter des thérapies à glucocorticoïdes inhalés, des substitutions de produits connus pour donner l'asthme et l'absence totale d'exposition (éviction, changement de poste).

3. Le projet de recherche MIBAP (Marqueurs d'Inflammation Bronchique dans l'Asthme Professionnel)

A ce jour, le diagnostic d'AP peut être posé sans grande difficulté à partir des tests énumérés dans la première partie. Pourtant, les programmes médicaux de surveillance, les seuls capables de fournir des données sur les phases précoces de développement d'AP, n'utilisent pas de batterie de tests pouvant permettre d'explorer différents aspects de ces phases précoces. Le projet MIBAP, à partir d'une batterie de tests dont la validité est également ici évaluée, se propose d'explorer les phases précoces du développement d'AP en étudiant différents indicateurs de l'inflammation des voies aériennes chez des apprentis boulangers/pâtissiers et coiffeurs depuis leur entrée en apprentissage jusqu'à la fin de leur formation. Le but est d'identifier, à partir de tests simples, non invasifs, et facilement réalisables dans un cadre professionnel, le sujet exposé susceptible de développer une inflammation des voies aériennes pouvant évoluer vers l'AP.

3.1. Matériel et méthodes

3.1.1. Type et population d'étude

Afin d'étudier les phases précoces de l'inflammation des voies aériennes, nous nous sommes intéressés à des apprentis, qui *a priori*, sont susceptibles d'être indemnes de toute exposition antérieure à des agents spécifiques de leur milieu professionnel. Une attention particulière, via un questionnaire standardisé, a été accordée à la recherche de cette exposition antérieure. Afin d'étudier les différences dans la nature des agents étudiés, deux types de sous-population ont été choisis : les boulangers et pâtissiers pour les agents de haut poids moléculaire (HPM) et les coiffeurs pour les agents de bas poids moléculaire (BPM).

Notre étude est une étude longitudinale prospective visant à évaluer chez ces apprentis le développement d'une inflammation des voies aériennes au cours de leurs deux années de formation. Ces apprentis sont recrutés dans six centres de formation d'apprentis (CFA) de la région Lorraine et appartiennent aux filières ci-dessus citées qui sont des métiers à risque d'asthme professionnel. Pour être inclus dans l'étude, ces jeunes apprentis doivent répondre aux critères suivants :

- Absence d'asthme avant le début de l'apprentissage (même dans l'enfance) : dans cette étude, nous étudions les phases précoces de

45

l'inflammation des voies aériennes qui est la manifestation princeps dans le processus d'installation de l'asthme. Les sujets avec antécédents d'asthme avant le début de l'apprentissage auraient déjà cette inflammation.

- Absence d'exposition antérieure à des substances irritantes pour les bronches ou aux allergènes présents dans les métiers considérés (cela exclut les enfants de boulangers, pâtissiers ou coiffeurs),

- Avoir signé ou avoir fait signer par les parents (pour les mineurs) un consentement éclairé.

Les sujets ne se connaissant pas asthmatiques et qui sont découverts avec un asthme à la visite initiale seront également exclus.

Le nombre de sujets nécessaire, estimé entre 400 et 450, a été calculé à partir des critères suivants :

➤ Sensibilité de 70 % à 80 % des tests pour détecter une incidence de l'inflammation des voies aériennes, avec une exactitude de 10 % à 15 % ($\alpha = 5$ %).

➤ Au cours des deux années de formation, une incidence attendue d'inflammation des voies aériennes de 10 % à 15 % avec un taux d'abandon ≤ 25 %.

3.1.2. Examens cliniques réalisés

Le détail du protocole d'étude a fait l'objet d'un article dans le BMC *Public Health*. Cet article figure à la fin de la section « Matériel et méthodes ». Nous rappelons ici les grandes lignes du protocole d'étude.

3.1.2.1. Questionnaires standardisés

Le protocole de l'étude prévoit que les sujets soient vus initialement (en tout début d'apprentissage) à J0, date à laquelle est effectuée leur inclusion définitive, puis ils sont suivis tous les 6 mois pendant deux ans. A chaque visite ils sont soumis à un questionnaire standardisé (voir article en dessous pour les références). Des questionnaires distincts ont été élaborés pour la visite initiale, les visites de suivi semestriel et les perdus de vue, dans le souci de respecter les principes suivants : permettre l'identification des sujets, assurer la validité du recueil des données, réduire le pourcentage de non-réponse aux questions, simplifier l'exploitation des données, simplifier le codage et la saisie. Les questionnaires « initiaux » et « de suivi » sont administrés par les infirmières de recherche clinique (IRC) du Centre d'Investigations Cliniques (CIC) du CHU de Nancy, et validés ensuite par un médecin lors de la visite médicale. Le questionnaire « perdus de vue », ayant pour objet de recueillir les raisons d'abandon de l'étude, est administré par téléphone. Les différents symptômes sont recueillis via ce questionnaire permettant ainsi de définir des groupes de symptômes : rhinitis-like symptoms, asthma-like symptoms et les symptômes cutanés. Les définitions de ces symptômes sont détaillées dans l'article ci-dessous.

3.1.2.2. Visite médicale

Elle est réalisée à chaque visite. La visite médicale initiale est celle d'inclusion des sujets et tout sujet diagnostiqué asthmatique à cette visite n'est pas inclus dans l'étude ; des conseils sont donnés quant à la poursuite de l'apprentissage. Elle permet de valider les questionnaires initialement remplis par les IRC et d'examiner les sujets à la recherche éventuelle d'éléments pouvant contre-indiquer la réalisation de certains tests (ou tout simplement à leur report).

3.1.2.3. Mesure de la fraction expirée monoxyde d'azote (FENO)

Le FENO a été mesuré en respectant des recommandations de l'American Thoracic Society (ATS) (voir article ci-dessous pour les références) à l'aide du système Niox © 2.0 (Aérocrine AB, Solna, Suède) par des infirmières de recherche clinique formées. En position assise, les lèvres bien autour de l'embout buccal (à usage unique) afin d'éviter toute fuite, les sujets expiraient avec une pression suffisante pour vaincre une pression de 5 cm d'eau délivrée par la machine avec un débit de 50 mL/s. Cette pression orale délivrée par les sujets au cours de l'expiration et maintenue pendant 10 secondes, était nécessaire pour fermer le voile du palais afin d'éviter une éventuelle contamination par le NO nasal. Toute expiration qui ne respecte pas les critères de l'A.T.S. est rejetée par le système. Des valeurs prédites de la FENO ont également été calculées à partir de l'équation de régression proposée par Travers [157]. Cette équation tient compte du sexe, de l'atopie et du statut tabagique.

3.1.2.4. Spirométrie et résistance par oscillations forcées (FOT)

Les mesures de la spirométrie et des résistances par oscillations forcées ont été effectuées à l'aide d'un système qui combine les deux tests dans le même appareil, le Random Noise Oscillatory Spirometer (R.O.S) (Sensor Medics Corporation, Datalink, Montpellier, France). Les deux tests ont été effectués en position assise, pince-nez en place. La capacité vitale forcée (FVC), le volume expiratoire maximal dans la première seconde (VEMS) et les débits maximum expiratoires à différents volumes pulmonaires (V'max) ont été obtenus au cours d'une expiration forcée succédant immédiatement à une inspiration profonde. Les trois courbes reproductibles et ayant la meilleure somme VEMS plus CVF sont retenues. On estime que les courbes sont reproductibles lorsqu'elles sont superposables à l'allure et que les valeurs du VEMS ne diffèrent pas entre elles de plus de 5 %.

L'impédance respiratoire totale *(Zrs)* est mesurée par le même appareil avec la technique des oscillations forcées. Elle est composée d'une partie réelle ou résistance (R) et d'une partie imaginaire ou réactance (Xrs). Seules les valeurs d'impédance présentant une fonction de cohérence γ supérieure ou égale à 0.95 ont été retenues.

3.1.2.5. Réactivité bronchique

Elle est évaluée à l'aide de la version abrégée du test à la métacholine (TM). Le détail de la méthode est donné dans l'article décrivant le protocole d'étude et publié dans le *BMC Public Health*. Une copie de cet article figure dans le chapitre résultats de ce rapport. De façon brève, après enregistrement d'un VEMS de base valide, on fait inhaler aux sujets des doses croissantes de métacholine : 100, 500 et 1000 µg. le test est arrêté (avant la dernière administration de métacholine) et est considéré comme positif (TM+) lorsqu'une pour une dose donnée de métacholine, le sujet chute son VEMS d'au moins 20 % par rapport au VEMS de base. Un cas incident d'hyperréactivité bronchique non spécifique à la métacholine au cours du suivi doit répondre à au moins des critères suivants : Apparition à une visite ultérieure à la première d'un TM+ chez un sujet ayant eu à la première visite un TM+ mais avec une dose de métacholine plus importante. Chez le sujet TM- à la première visite, apparition d'un TM+ à une visite quelconque ultérieure à la première même si ce sujet redevient TM- après cette visite. A une visite quelconque ultérieure à la première, une aggravation de 0,1 de la pente dose-réponse par rapport à la première visite chez un sujet avec une chute du VEMS de base d'au moins 15 %. Ce chiffre de 0,1 correspond à l'augmentation moyenne de la pente dose-réponse entre la première et la dernière visites chez les sujets qui ont connu une chute du VEMS de base de 20 % entre ces deux visites.

3.1.2.6. Comptage d'éosinophiles et mesure des médiateurs inflammatoires dans le liquide du lavage nasal

Un procédé original de lavage, développé initialement par Hilding et al. [158] a été amélioré par Wang et al. [159]. Il consiste à utiliser une sonde vésicale (type Foley, charrière 12), coupée à l'extrémité du ballonnet et placée dans le vestibule nasal. Le ballonnet est gonflé au maximum tolérable (approximativement 5 à 8 ml d'air pour un adulte) pour assurer l'obturation du conduit nasal. L'autre extrémité de la sonde est fixée à une seringue contenant 7 ml de Na Cl à 9 ‰ chauffé à 37°C. Le sujet incline la tête en avant, afin d'éviter toute fuite éventuelle de liquide par le nasopharynx. Le cycle instillation - aspiration est renouvelé trois fois, puis le ballonnet est dégonflé et retiré. Chaque narine est ainsi lavée; les liquides sont regroupés puis répartis en plusieurs échantillons. L'ensemble est centrifugé à 500 g pendant 10 minutes à +4°C et le surnageant est stocké à -70°C pour analyse ultérieure. En outre, cette méthode présente l'avantage de prolonger le temps de contact du NaCl à 9 ‰ avec la muqueuse nasale, améliorant ainsi la diffusion des cellules et des médiateurs. Elle est, de plus, confortable pour le patient car atraumatique, ce qui évite la stimulation de la muqueuse. Elle apparaît comme une bonne candidate à l'utilisation en épidémiologie.

3.1.2.7. Atopie et sensibilisation allergénique

Les allergènes testés sont : 1) les aéroallergènes communs à tous les sujets : les acariens (*Dermatophagoides pteronyssinus*, *Dermatophagoides farinae* contenus dans les poussières de maison et les mites de stockage), les squames cutanés d'animaux (poils de chat, chien), les pollens de végétaux (pollens 12 graminées, pollens 4 céréales, mélanges herbacées, mélanges bétulacées, mélanges d'arbres), les moisissures (*Alternaria tenius*, *Aspergillus mix*) ; 2) les agents propres à chaque catégorie professionnelle : les allergènes de la boulangerie/pâtisserie (levures de bière et de boulangerie, alpha amylase, 7 céréales, sésame, sarrazin, poussières de boulangerie), les allergènes de la coiffure (les persulfates alcalins 1 % en solution aqueuse). Ces allergènes proviennent pour certains des laboratoires STALLERGENES (France) et pour d'autres des laboratoires ALLERBIO (France). Les persulfates alcalins sont fabriqués le jour de leur administration par la pharmacie des « Essais Cliniques » du Centre d'Investigations Cliniques (CIC) de Centre Hospitalier et Universitaire (CHU) de Nancy.

Les gouttes d'allergènes sur la face antérieure des deux avant-bras. La réaction consiste en l'apparition d'une réaction cutanée grossièrement circulaire faite d'une papule centrale et d'un érythème périphérique. La lecture est faite au bout de 20 minutes en mesurant les diamètres de la papule et de l'érythème des réactions engendrées par chaque allergène. La comparaison avec les diamètres des témoins positif et négatif permet d'interpréter les résultats. Un test est considéré positif (sujet sensibilisé à l'agent en cause) lorsque : (i) le diamètre de la réaction papulaire est supérieur ou égal à 3mm avec absence de réaction du témoin négatif (diamètre papulaire égal à 0) et existence d'une réaction papulaire de diamètre supérieur à 0 au témoin positif ; (ii) ou en cas d'existence d'une réaction papulaire de diamètre supérieur à 0 au témoin, le diamètre de la réaction papulaire provoquée par l'agent testé doit dépasser d'au moins 2mm celui de la réaction provoquée par le TP [160, 161].

3.1.3. Analyses statistiques

Une double saisie des données a été réalisée avec le logiciel Epidata. Ces données ont été analysées avec le logiciel stata10 [162]. Des statistiques descriptives (fréquences, moyennes et médianes) ont été réalisées pour décrire les caractéristiques socio-démographiques et cliniques de la population. Les caractéristiques sociodémographiques (âge, sexe, filière de formation, statut tabagique et atopique) ont été comparées à l'entrée de l'étude entre les sujets perdus de vue et ceux qui ont été suivis jusqu'à la fin de l'étude. Des données telles que le statut atopique, les symptômes cliniques (respiratoires et cutanés), l'état inflammatoire bronchique, collectées jusqu'à la dernière visite, ont été comparées entre ces deux groupes de sujets afin de s'affranchir de l'effet du « travailleur sain » déjà décrit dans ce genre de suivi [22, 23]. L'incidence et le taux d'incidence de l'HRBNS étaient déterminés à chaque visite, et la visite à laquelle apparaît pour la première fois l'HRBNS est considérée comme la visite des « dernières nouvelles ». Les données collectées à cette visite ont été comparées à celles de la première visite pour déterminer l'évolution des différents paramètres depuis le début de l'exposition. Pour les sujets n'ayant pas eu d'incidence de HRBNS, la visite des « dernières nouvelles » est leur réelle dernière visite (quatrième visite donc pour les sujets suivis jusqu'à la fin). Une transformation Log a été réalisée pour les valeurs de FENO (Log-FENO) et la variation du FENO au cours du suivi a été calculée comme la différence entre Log-FENO de la dernière et de la première visites (ceci exclut systématique des analyses les sujets qui n'ont eu que la première visite). Pour la comparaison entre les Log-FENO de ces deux visites, les sujets ont été appariés entre eux-mêmes (sujet pris pour son propre témoin) et un test de rang signé de Wilcoxon a été réalisé. Une régression logistique, avec prise en compte des facteurs tels que le sexe, l'atopie, le tabagisme et la filière de formation, a été réalisée pour évaluer le lien entre l'incidence de l'HRBNS et l'évolution de FENO au cours du suivi. La variable à expliquer était l'apparition première de l'HRBNS et les variables explicatives étaient : l'évolution de FENO sous forme de Log-FENO, l'atopie et l'atopie par filière de formation, la sensibilisation aux allergènes professionnels (sur l'ensemble des sujets puis après stratification sur la filière de formation), la tabagisme actif, le sexe, la filière de formation. Deux modèles ont été conçus à partie de ces variables et les résultats figurent dans le tableau 4 du deuxième article. Par ailleurs, en prenant toujours comme référence l'incidence de l'HRBNS à un moment donné du suivi, des tests du chi2 ont été réalisés pour rechercher l'association (sur données brutes) entre l'incidence de HBRNS et les autres paramètres (y compris les symptômes cliniques), dans un premier temps, à la visite d'apparition de l'HRBNS, puis aux visites antérieures afin de déterminer le moment du suivi et l'examen qui prédisent le mieux l'apparition de l'HRBNS.

3.2. Résultats

3.3. Description de la population, taux de participation et de suivi

Parmi les 1839 apprentis des 6 CFA invités pour participer à l'étude, 1399 ont refusé ou ont été exclus pour des raisons de non respect des critères d'inclusion. Le recrutement des nouveaux apprentis inscrits en première année a été répété pendant trois années successives pour pouvoir atteindre le nombre de sujets nécessaire. Un total de 441 sujets, représentant 24.0 % des sujets éligibles pour l'étude, ont donné leur consentement et ont été inclus. Les caractéristiques sociodémographiques de sujets à l'inclusion et à la fin du suivi, ainsi que le nombre moyen d'examens médicaux réalisés par sujet sont donnés dans le tableau 6 ci-dessous.

Tableau 6 : Caractéristiques sociodémographiques des sujets au début et l'étude et nombre moyen d'examens médicaux réalisés par sujet.

		Boulangers	Pâtissiers	Coiffeurs	Total
Nombre de sujets	*n*	161	111	169	441
garçons	*n (%)*	152 (94.4 %)	87 (78.4 %)	12 (7.1 %)	251 (56.9 %)
filles	*n (%)*	9 (5.6 %)	24 (21.6 %)	157 (92.9 %)	190 (43.1 %)
Atopie à l'inclusion	*n (%)*	56 (34.8 %)	42 (37.8 %)	43 (25.4 %)	141 (31.9 %)
Age à l'inclusion (ET)	*moyenne*	16.9 (1.4)	16.9 (1.3)	16.9 (1.5)	16.9 (1.3)
Taille à l'inclusion (m) (ET)	*moyenne*	1.7 (0.7)	1.7 (0.8)	1.6 (0.6)	1.7 (0.8)
Poids à l'inclusion (kgs) (ET)	*moyenne*	67.7 (13.8)	65.4 (12.9)	57.8 (10.5)	63.4 (13.2)
Statut tabagique à l'inclusion					
Non fumeurs	n (%)	77 (47.8 %)	58 (52.25 %)	86 (50.89%)	221 (50.1 %)
Fumeurs actifs	n (%)	79 (49.1 %)	52 (46.85 %)	75 (44.38%)	206 (56.9 %)
Paquets-années (ET))	moyenne	1.5 (1.3)	1.9 (1.9)	1.6 (1.6)	1.7 (1.6)

Ex-fumeurs	n (%)	5 (3.1 %)	1 (0.90 %)	8 (4.73 %)	14 (56.9 %)
Nombre de visites par sujet *moyenne (ET)*		3.2 (0.9)	3.3 (0.8)	3.5 (0.7)	3.3 (0.8)
Nombre de tests fonctionnels pulmonaires *moyenne (ET)*		3.0 (0.9)	3.2 (0.8)	3.3 (0.7)	3.2 (0.8)
Nombre de test à la métacholine par sujet *moyenne (ET)*		3.0 (1.0)	3.2 (0.8)	3.3 (0.8)	3.2 (0.9)
Nombre de mesures de FENO par sujet *moyenne (ET)*		3.0 (1.0)	3.1 (0.9)	3.2 (0.8)	3.1 (0.9)
Nombre le lavage nasal par sujet *moyenne(E)*		2.2 (1.1)	2.4 (1.1)	2.5 (1.1)	2.4 (1.1)
Nombre de tests cutanés allergéniques (skin prick test) par sujet *moyenne (ET))*		1.5 (0 .8)	1.7 (0 .7)	1.8 (0 .5)	1.6 (0 .6)

Le nombre de perdus de vue est de 90 (20.0 %) avec respectivement 315, 384 et 351 sujets s'étant rendus aux 2è, 3è et 4è visites. Pour des problèmes techniques et de retard pour l'obtention du financement rencontrés au démarrage de l'étude, les apprentis inclus la première année (77 sujets) n'ont pas eu la deuxième visite, ce qui explique le faible nombre de sujets à cette visite. Parmi ces 90 sujets qui n'ont pas atteint la dernière visite, 77 ont été interviewés par téléphone pour déterminer les causes de l'arrêt du suivi; les 13 autres (14.4 %) n'ont pas été retrouvés sur les listes téléphoniques. Les principales raisons évoquées pour expliquer cet abandon étaient l'arrêt du programme de formation par manque de motivation et de temps. Le détail des raisons d'abandon de l'étude est donné dans l'article ci-dessous décrivant le protocole de l'étude publié dans le BMC public health.

Référence de publication

Paul Tossa, Abraham Bohadana, Valérie Demange, Pascal Wild, Jean-Pierre Michaely, Bernard Hannhart, Christophe Paris and Denis Zmirou-Navier. Early markers of airways inflammation and occupational asthma: Rationale, study design and follow-up rates among bakery, pastry and hairdressing apprentices. BMC Public Health, 2009. 9 (1):113.

3.3.1. Premier article: Early markers of airways inflammation and occupational asthma: Rationale, study design and follow-up rates among bakery, pastry and hairdressing apprentices.

Paul Tossa[1, 2], Abraham Bohadana[1], Valérie Demange[3], Pascal Wild[3], Jean-Pierre Michaely[1], Bernard Hannhart[1], Christophe Paris[1, 2], Denis Zmirou-Navier[1, 2, 4].

Author's institutional address:

[1] INSERM U954, School of Medicine, 9, avenue de la forêt de Haye, 54500 Vandoeuvre-Les-Nancy, France. Telephone: +(33)383683910, Fax: +(33)383683919.

[2] Nancy University Medical School, France.

[3] INRS, Occupational Epidemiology Department, France.

[4] Ecole des Hautes Etudes en Santé Publique (EHESP), Rennes, France.

e-mail addresses :

Paul TOSSA: Paul.Tossa@nancy.inserm.fr

Abraham BOHADANA: Abraham.Bohadana@nancy.inserm.fr

Valérie DEMANGE : Valerie.Demange@inrs.fr

Pascal WILD: Pascal.Wild@inrs.fr

Jean-Pierre MICHAELY: Jean-Pierre.Michaely@nancy.inserm.fr

Bernard HANNHART: Bernard.Hannhart@nancy.inserm.fr

Christophe PARIS: Christophe.Paris@nancy.inserm.fr

Denis ZMIROU-NAVIER: Denis.Zmirou@nancy.inserm.fr

Corresponding author : Abraham Bohadana, MD

INSERM U954, Nancy School of Medicine, 9, avenue de la forêt de Haye, 54500 Vandoeuvre-Les-Nancy. Telephone: +(33)383683921, Fax: +(33)383683919.

E-mail: abraham.bohadana@nancy.inserm.fr

Abstract

Background: Occupational asthma is a common type of asthma caused by a specific agent in the workplace. The basic alteration of occupational asthma is airways inflammation. Although most patients with occupational asthma are mature adults, there is evidence that airways inflammation starts soon after inception of exposure, including during apprenticeship. Airways hyper responsiveness to métacholine is a valid surrogate marker of airways inflammation, which has proved useful in occupational epidemiology. But it is time-consuming, requires active subject's cooperation and is not readily feasible. Other non-invasive and potentially more useful tests include the forced oscillation technique, measurement of fraction exhaled nitric oxide, and eosinophils count in nasal lavage fluid.

Methods/design: This study aims to investigate early development of airways inflammation and asthma-like symptoms in apprentice bakers, pastry-makers and hairdressers, three populations at risk of occupational asthma whose work-related exposures involve agents of different nature. The objectives are to (i) examine the performance of the non-invasive tests cited above in detecting early airways inflammation that might eventually develop into occupational asthma; and (ii) evaluate whether, and how, constitutional (e.g. atopy) and behavioural (e.g. smoking) risk factors for occupational asthma modulate the effects of allergenic and/or irritative substances involved in these occupations. This paper presents the study rationale and detailed protocol.

Discussion: Among 441 volunteers included at the first visit, 354 attended the fourth one. Drop outs were investigated and showed unrelated to the study outcome. Sample size and follow-up participation rates suggest that the data collected in this study will allow it to meet its objectives.

Background

Occupational asthma (OA) is a *"disease characterized by variable airflow limitation and/or airway hyper responsiveness due to causes and conditions attributable to a particular occupational environment and not to stimuli encountered outside the workplace"* [1, 2]. Conventionally, two forms of OA have been described: the immunological type occurs after a latency period of exposure, necessary for the worker to acquire sensitization to the causal agent; this is the most common type of OA comprising about 90% of cases. An IgE-mediated mechanism has been described for exposure to high molecular weight (HMW) agents (>5 kDa; e.g. animal and flour proteins). In turn, the nature of the immunologic mechanism involved is not completely understood for exposure to low molecular weight (LMW) agents (<5 kDa; e.g. isocyanates or alkali persulfates) [3]. The second, non-immunologic form of OA is much less common, comprising only about 7% of cases [4]. It is characterized by the absence of a latency period and occurs typically after the accidental exposure to high concentrations of irritating vapor, gas or smoke. It corresponds to the "reactive airway dysfunction syndrome" (RADS) originally described by Brooks and colleagues [5]. About 300 agents, capable of causing OA, have been reported and registries of causal occupations and agents are widely available (e.g. http://www.asmanet.com/). In France, according to the national OA registry (ONAP), the most frequently incriminated agents are flour (20.3%), isocyanates (14.1%), latex (7.2%), aldehyde (5.9%), persulfate salts (5.8%), and wood dust (3.7%). The highest OA risks are encountered in bakers and pastry-makers (683 cases/million subjects), car painters (326/million), hairdressers (308/million), and woodworkers (218/million) [6]. From the pathogenic standpoint, the basic alteration of OA is airways inflammation [7]. In susceptible individuals, the inflammation causes recurrent episodes of wheezing, dyspnea, chest tightness and coughing, which are typically accompanied by widespread airflow obstruction and airways hyper responsiveness (AHR). Of practical importance is the fact that in most patients, symptoms and AHR persist even after removal from exposure, a finding ascribed to persistent airways inflammation and remodeling [8]. Although there is only limited information on the pre-morbid state - from beginning of exposure to onset of OA - it has been shown that the rate for acquiring sensitization and symptoms varies with the causative agent [9]. Furthermore, it is now becoming clear that the noxious effects of exposure might start soon, e.g. during the apprenticeship period, prior to employment. In a series of papers, Gautrin and colleagues [10-13] reported findings observed amongst a large cohort of apprentices (n=769) starting careers in animal health, pastry-making and dental hygiene programs, who were examined at onset of exposure to HMW agents and monitored prospectively for up to 4 years. The authors observed a high incidence of work-related sensitization [11, 14], probable occupational rhino-conjunctivitis [11] and OA [11, 13], and a tendency for symptoms and diseases to occur mostly in the first 2-3 years after start of exposure [12]. In another study, the same team [10] found that immunological sensitization and asthma-like symptoms were the main determinants for leaving the training school. Generally, these data support the view, already suggested in earlier studies, that airways inflammation might be an early phenomenon in the chain of events leading to OA. Indeed, almost three decades ago, Thiel and Ulmer [15] found an increased prevalence of AHR in apprentice bakers compared with control subjects and concluded that AHR may precede a clinical outbreak of flour-induced OA. More recently, Kennedy and colleagues [16] supported this idea by demonstrating a significant association between exposure and increasing AHR in a group of 82 machine operator apprentices after a 2-year longitudinal follow-up period.

Several methods are now used to assess airways inflammation, but not all are equally suitable for studying populations. For example, bronchial biopsies from proximal airways - considered the "gold standard" - are invasive and impractical in population samples. In turn, AHR to non-specific stimuli, such as métacholine, is a valid surrogate marker of airways inflammation [17] and has proved useful in assessing the effects of occupational exposure [18, 19]; however, this test is time-consuming, necessitates subject's cooperation and is not readily available. Alternatively, non-invasive strategies for assessing airways function and inflammation have given renewed relevance to three techniques: the forced oscillation technique (FOT) [20], measurement of fraction of exhaled nitric oxide [21] (F_{ENO}) and eosinophils count in nasal lavage fluid [22]. FOT permits measurement of airways resistance and its usage implements the same rationale as spirometry. F_{ENO} is an inflammation marker, which is increased in asthma patients [23, 24], but is curtailed by corticosteroid treatment and has been found to correlate with both eosinophilic airways inflammation and AHR [25]. Finally, use of eosinophils counting in nasal lavage fluid is based on the "one airway, one disease" concept [26] according to which asthma and rhinitis – which often coexist in occupational exposure – are considered part of a continuum of inflammation within one common airway. These methods have been validated, are well tolerated and are reproducible [22, 27, 28], which make them good candidates for use in occupational epidemiology. Moreover, they are not time-consuming and are less dependent on subject cooperation. Surprisingly, only few epidemiological studies [29] have reported such methods of OA investigation.

Mindful of the above considerations, we decided to investigate the early development of airways inflammation and asthma-like symptoms in a cohort of apprentice bakers and hairdressers, two populations at high risk of OA. Our aim was twofold: a) to examine the performance of a battery of non invasive tests likely to detect early airways inflammation that might eventually develop into OA; and b) to better understand the influence of both constitutional (e.g. atopy) and behavioral (e.g. smoking) risk factors on the "natural history" of airways inflammation and OA. In this report we present the rationale and detailed protocol of this study, and demonstrate its feasibility.

Study protocol

Subjects and study design

This study comprises a prospective follow-up of apprentices over their 2-year apprenticeship period. All apprentice bakers, pastry-makers and hairdressers starting career programs at six vocational schools in Lorraine, North-Eastern France, were invited to take part in the study. Those who accepted were included, provided they had a history neither of previous exposure to substances known to induce OA, nor of asthma diagnosed by a physician. Examinations were carried out at the Clinical Investigations Center (CIC) of the French national health institute at Nancy University Hospital. The research program was authorized by the local ethics committee and written consent was obtained from either the apprentices themselves (18 years or older) or their parents (< 18 years). Following a first study inclusion examination which took place about three months after the beginning of the training programme, three follow-up examinations were scheduled 3, 9 and 12 months after examination 1, respectively.

The desired sample size of approximately 400 to 450 subjects was designed to ensure 70 to 80% sensitivity to the new inflammation tests with 10-15% accuracy ($\square$=5%), based on an expected 10-15% airways inflammation incidence and a 25% drop-out of students during the 2-year follow-up period.

Recruitment procedure

Apprentices were initially informed of the study at their vocational training centers, soon after entry, and were invited to participate. Most were minors at the start of the study. A letter with an enclosed consent form was sent to parents to request their approval. Only subjects whose signed consents had been returned were asked to undergo medical examinations. Parents or students were called by telephone, if they had not returned their consent forms three weeks after mailing. Apprenticeship schools cooperated and groups of volunteer students were then transported from their school to the CIC by minivan or taxi. Examinations lasted approximately 2 hours to be all completed for each student, in a standardized order. Five to 10 volunteers were examined each day. Because training schools could be up to 100 km away from where examinations were conducted, students were absent from school during a whole day (8:30 AM to 4:00 PM, on average). They were offered lunch. According to when the appointment could be set for a given student during the training programme at school, the visits took place between 3 days to 3 weeks after last exposure at the bakery, pastry or hairdressing saloon where he/she practiced.

Clinical examination and questionnaire

On arrival, subjects filled in a questionnaire concerning respiratory symptoms and a detailed active and passive smoking history [30]. In order to study their incidence along the training programme, symptoms were assessed at each visit using a standardized questionnaire covering personal and demographic information, past chest diseases and symptoms and past and present smoking habits. Work-related symptoms were considered present if the subject answered positively the question(s) « Have you ever had complaints at work of: (a) irritant, dry cough; (b) runny nose, stuffy nose, sneezing; (c) breathlessness; (d) chest wheezing ». A "yes" answer should be followed by a positive answer to the question « Do these complaints disappear, when you leave work (evening, weekends, or holidays)? ». Rhinitis-like symptoms were defined as the presence of at least one of the nasal symptoms cited above with or without eye's symptoms. An asthma-like symptom was defined as at least two positive answers to questions on wheezing, chest tightness, or shortness of breath under usual conditions or under conditions such as exercise, exposure to cold air, strong smells, smoke and dust. Because of the influence of cigarette smoking on exhaled nitric oxide level, smoking habits were recorded at each visit. *Non-smokers* were defined as subjects, who had never regularly smoked one or more cigarettes a day or had smoked one or more cigarettes a day for less than one year. *Current smokers* were defined as subjects, who reported smoking regularly one or more cigarettes a day for at least one year. *Past-smokers* were subjects, who reported smoking regularly one or more cigarettes in the past, but who had given up smoking prior to the study [19] Finally, a physical examination was performed, during which special attention was given to ocular, upper and lower respiratory tract and cutaneous signs of allergic diseases. Furthermore, lung sounds were carefully assessed by auscultation and the presence of adventitious sounds – especially wheezing sounds – was recorded.

Fraction exhaled nitric oxide (F$_{ENO}$)

Immediately after the clinical examination, F$_{ENO}$ was measured in compliance with ATS/ERS recommendations [31] and expressed in parts per billion (ppb). Measurements were taken by a trained technician using a chemiluminescence analyzer (NIOX ® 2.0 system; Aerocrine AB, Solna, Sweden). The subject was tested in a sitting position and exhaled against an oral pressure of 5 cm H$_2$0 at a flow rate of 50 mL/s with a sustained 10s plateau. An oral pressure of 5 cmH$_2$0, enough to close the velum was applied to prevent nasal NO contamination. Three correctly performed exhalations were recorded during each session. Any exhalation not meeting ATS/ERS requirements was rejected by the NIOX system.

Pulmonary function tests

Pulmonary functions tests were conducted after F$_{ENO}$ measurement, using a Random-noise Oscillatory Spirometer (R.O.S) system combining respiratory impedance by Forced Oscillation Technique (FOT) and spirometric forced expiration measurements in the same unit (SensorMedics Corporation, Datalink, Montpellier, France). Total impedance of the respiratory system (Z$_{rs}$) by FOT was systematically measured prior to spirometry to avoid undesirable effects of forced expiratory maneuvers (e.g. cough, bronchoconstriction). Briefly, pseudo random pressure variations from 4-30 Hz generated by a loudspeaker were applied at the mouth, superimposed on spontaneous breathing. Mouth pressure was recorded by a differential pressure transducer (Honeywell 176 PC ± 35hPa pressure transducer (Microswitch, Boston, MA, USA) and airway flow by a Fleisch No. 2 pneumotachograph [Metabo, Epalinges, Switzerland]) connected to a similar transducer with a matched frequency response. Signals were digitized by a computer at a frequency of 128 Hz for periods of 16 s and their fast Fourier transform (FFT) was computed by blocks of 256 points with 50% overlap. Impedance data from three reproducible measurements without obvious artifacts were averaged. Z_{rs} was partitioned into a real, resistance-related part (R_{rs}) and an imaginary reactance-related part (X_{rs}). R_{rs} was computed as the ratio of pressure and flow phase components and reflects the respiratory system (airways, lung tissue and chest wall) resistance properties. In turn, X_{rs} is influenced by the elasticity and mass inertia of airways, lung tissue, thorax and inertia of the air within the bronchi. To avoid artifactual errors, only impedance values with a coherence function $\square 2$ equal to or exceeding 0.95 were retained. This function was decreased in the presence of noise or nonlinearity in the relation of the pressure and flow signals.

Spirometry was undertaken in the sitting position with the system operating in spirometry mode. Forced vital capacity (FVC), forced expiratory volume in one second (FEV_1) and maximal expiratory flows at various lung volumes (V'max) were obtained by having the subject expire forcefully after a maximum inspiratory maneuver. At least three forced expiratory maneuvers, satisfying the recommended criteria (ATS 1995) [32] were recorded as baseline measurement. The largest FVC and FEV_1 values were retained for analysis. Results were expressed as a percentage of the predicted values given by the European Steel and Coal Community Working Party [33].

Airways responsiveness to methacholine

Non specific airways responsiveness was evaluated using the methacholine challenge test (MCT) based on a previously described protocol [18, 19]. The highest FEV_1 from at least three acceptable maneuvers was used as baseline measurement. With a nose clip in place, the subject was asked to inhale three cumulative doses of methacholine (100, 600 and 1600 $\square$g i.e. 0.5, 3.0 and 8.0 µmol respectively) administered in succession, using an ATOMISOR AD dosimeter equipped with a NL11D nebulizer delivering fixed doses of 50, 100 or 200 $\square$g (i.e. 0.25, 0.50 or 1.0 $\square$mol) respectively of methacholine per breath. The sequence - methacholine inhalation, impedance measurement and spirometry - was repeated until the last dose of methacholine was inhaled or when FEV_1 fell by 20% or more below the baseline value. Subjects who experienced a fall in FEV_1 of > 20% were classified as having a positive MCT (MCT+). For these subjects, the challenge was terminated by inhalation of 200 $\square$g of salbutamol. It was expected that most subjects would fail to experience this specific response, so an additional, non-censored responsiveness index was calculated. This was the linear two-point dose-response slope (DRS) for FEV_1, calculated as a percentage decrease in FEV_1 after the last dose divided by the total dose of methacholine administered [34]. To avoid zero or negative values, a constant of +2.5 was added to all DRS values and the values were normalized and thereafter expressed as NDRS [19]. Occurrence or aggravation of AHR, taken altogether as the main outcome, were defined as:

- a 20% or more decrease of FEV1 at any visit during the MCT when the test was negative at inclusion (MCT-), even if subjects experienced MCT- at a further visit; or

- a 20% or more decrease of FEV1 at at the first, followed at a subsequent visit by the same decrease in FEV1 but at a lower dose of methacholine (aggravation); or

- a decrease by 0.100 or more of the NDRS at any visit compared to the NDRS measured at the first visit, if at this visit FEV1 decreased by a minimum of 15%. The 0.100 cut-off point was the mean decrease in all MCT+ subjects (aggravation).

Eosinophil count in nasal lavage fluid

Nasal lavage was performed using Hilding's method [22]. Briefly, 5 ml of normal saline solution (9‰, 37°C) were instilled in the nostril through a Foley catheter with an inflated balloon (5-8 mL of air) to ensure air tightness. The saline solution was kept in contact with the nasal mucosa and three cycles of instillation/aspiration were executed with the same solution. The procedure was repeated on the opposite nostril; the two lavage fluids were collected in the same tube. The sample was then centrifuged (500xg for 10 min; 4°C) and the supernatant was frozen at $-70°C$. Slides were prepared using a Cytospin instrument and stained with May-Grunwald-Giemsa stain to permit differential cell counting. Slides with > 30% squamous cells were rejected. Initially, the absolute number of cells was counted. The percentage of neutrophils, eosinophils and lymphocytes was subsequently calculated to allow definition of the nasal mucosa inflammatory. Eosinophilic inflammation was considered to be present when the percentage of eosinophils was $\geq 1\%$.

Skin prick tests

Because of its influence on exhaled nitric oxide levels, atopic status was recorded. Atopic status and sensitization to occupational allergens were assessed by skin prick tests (SPTs) performed on the forearm with a standard battery of common allergens and allergens found specifically in the working environment (Stallergenes Laboratories, Fresnes, France; Allerbio Laboratoire, Vandeuil, France). *Common allergens* included: (i) acarians (*Dermatophagoides pteronyssinus, D. farinae*), (ii) animal danders (cat, dog…); (iii) pollens (12 Graminaceae, mixed trees, mixed cereals, mixed grass, mixed betulaceae); and (iv) molds (*Alternaria tenius, Aspergillus fumigatus*). *Occupational allergens* included baking-related antigens (wheat flour, rye flour, oat flour, barley flour, ☐☐amylase and baker's yeast) and hairdressing-related antigens (1% solution of alkaline persulfates produced by the Center for Clinical Investigation pharmacy). A 10% histamine solution was used as a positive control and a phenolated 4‰ isotonic solution as a negative control. The largest heal diameter was assessed after 20 min. A positive SPT was defined as a wheal diameter equal to or greater than 3 mm with no reaction to negative control and positive reaction to histamine [10, 35]. Atopy was defined as a positive response to at least one common allergen. New specific SPT reactivity was defined as a negative to positive change in skin reactivity.

Statistical analyses

Statistical analysis was carried out using the SAS package. Personal characteristics such as gender, age, training track and smoking habits were compared at baseline between apprentices whose participation was complete along the study and subjects lost along follow-up. Medical characteristics such as atopy, respiratory and skin symptoms and AHR based on the last data collected before quitting the study were also compared between these two groups. Comparisons used chi-square or Student tests as appropriate.

The analysis that will be conducted to answer the main objective of this study rests on the following rationale. The "study outcome" is based on the metacholine challenge tests, as defined earlier. Then, the association between this outcome and each non-invasive test (including clinical symptoms) will be assessed, first at the last visit, then (among those associated at V4) at visits 3 and 2, in order to identify the one that will show most predictive (and soon occurring) of the final "study outcome", with consideration of possible heterogeneity according to atopy and apprentice track. Along the same line, optimal combinations of tests will also be explored.

Results: participation and follow-up rates

Of 1839 apprentices invited to participate in the study from 6 apprenticeship schools, 1399 either refused or were excluded for not meeting the inclusion criteria. Enrolment of first graders was repeated for three successive years to reach the required sample size. A total of 441 subjects, representing 24.0% of those eligible, gave their consent and were included; 90 (20.0%) quit for several reasons that are given in the following section. Visit 2 was attended by 315 subjects (technical problems with the F_{ENO} analyzer precluded invitation of students to this visit), V3 by 384 and the last visit by 354 students. Because of technical and funding problems at study inception, the second examination was not conducted for students recruited during the first year of the study, which explains the lower number of subject present at visit 2. Also, SPTs could not be done during the first visit during the first year of the study.

Great care was given to assessing reasons for follow-up loss. Among the 90 subjects who did not attend visit 4, 77 were interviewed by telephone; the remainder (14.4%) could not be found on telephone lists (change of civil name after marriage of girls, moving away from the study region). The main reasons invoked were departure from the training programme and lack of time (Table 1). Only 1 student said he had a respiratory condition. All characteristics we compared between participants and subjects lost along follow-up are similar (Table 2) except one: apprentices who were lost along follow-up tended to be more frequently smokers (57.8% versus 41.3% respectively, p=0.005), but not heavier smokers (8.9 (±5) cigarettes per day versus 9.9 (±7.5) cigarettes per day respectively; p=0.32).

Discussion

All the investigations planned in this study have been completed. However, the study lasted a year longer than expected because recruitment of volunteers was more difficult than anticipated. The discussion will focus on whether the final population sample is of sufficient quality to allow drawing valid conclusions.

The 24% participation rate can be considered fair. In a study among 346 bakery apprentices by Skjold et al, 54% of invited subject attended the first examination [36]. Our lower participation rate is not likely to be related to the nature of the medical examinations, which were quite similar in both studies, with the exception of FOT, only realized in our study, and specific IgE (thus blood sampling) tested only in Skjold's study. Instead, other factors could be invoked. For instance, one explanation might be the period of recruitment: while our study invited first graders, Skjold et al recruited students in the second year of training, when they know better their employer and can more easily request his/her agreement. In addition, in our study, some apprentices reported factors precluding inclusion such as asthma at the inclusion visit or previous exposure to agents known to induce OA. On the other hand, many apprentices chose not to enroll because of time constraints (each visit and the associated transport time took a whole school day), even though they were willing to take part. Finally, many apprentices and parents feared they would be asked to cease apprenticeship should sensitization to occupational allergens be diagnosed during the medical visits, although they were informed, both by flyers and during meetings, that this was not the purpose of the study. Such reluctance was also reported by Skjold et al, together with fear of blood tests and duration of follow-up (three years) [36]. Obviously, such factors are less likely to prevent workers to attend workplace health examinations, a setting in which our non-invasive investigations are designed to be used if their suitability is proven. Indeed, only one subject refused participation because of the nature of the proposed investigations, a fact underscoring their acceptability. Further, only the investigation (or a combination of tests) deemed most predictive of the final "study outcome" is liable to be proposed for future field screening procedures, meaning that the time required for its (their) implementation will be much shorter than needed for the present study.

Recruitment was the most difficult task. A "call center", which telephoned to students and parents if the consent form had not been returned, was set up when the study was already in progress. This considerably increased the number of signed consents (respectively 74, 156, 212 were returned for the three inclusion years). Although time-consuming and expensive – calls were given between 5 and 8:30 pm to enhance the probability of finding parents at home –, the "call center" was decisive in improving study recruitment. Because of the important number of medical examinations that were to be performed, it was not possible to include more than ten subjects a day thus lengthening the inclusion period up to 3 or 4 months. Further, starting with the second year of recruitment, both the visits of the first graders (V1) and V3 for the second graders (i.e. the cohort included the year before) had to be planned in sequence during fall and early winter, with the latter being done in priority. Thus, a whole cohort could have its first visit between December and March, with a few subjects being seeing as late as April. While this was not looked for in the study design, this feature presents a *post hoc* advantage in that it will allow to compare results of clinical and biological investigations among students who have been investigated « early » (operational definition: prior to January the 15th) and « late » (after January the 15th), i.e. respectively less than about 3 months and more than 3 months after inception of the training programme and associated exposures. This might permit to point out some differences in the dynamic process of sensitization between low molecular and high molecular weight agents, and cast hypotheses on the "allergic march".

Our observed drop-out rate was low (20%). The main explanation given by apprentices who did not show up at visit 4 was its close proximity with the final training tests, so they preferred not to waste this day during their exam preparation. One subject (a baker) abandoned the study because of skin allergy problems. This skin reaction occurred at the investigation centre well after termination of prick testing and just after lunch, suggesting it was probably not related to the allergens used in the study. Another subject quit because of infectious mononucleosis. Except for the proportion of smokers, no difference was observed in clinical and demographic characteristics between subjects lost for follow-up and those who remained in the study. We conclude that a selection bias along this prospective study is unlikely and that a healthy worker effect is more likely to play a role when deciding to enroll in the apprenticeship programme rather than by quitting it, at least among our volunteers [37, 38]

The tests were generally well accepted. Nasal lavage – which was contra-indicated for subjects with latex allergy or nasal bleeding during the two days prior to the study – was found unpleasant by 3% of subjects, who declined its performance. Moreover, the test was not recommended for subjects currently using nasal drops or suffering from rhinitis with copious mucous secretion because this hampers cell counting. There were no formal contra-indications for other tests, which were subject to recommendations having on the whole no impact on their implementation. Combined with their capacity to correctly detect airways inflammation, good acceptability is of paramount importance if these tests are to be used to investigate early OA in field epidemiological studies or occupational health surveillance.

Individual exposure assessment for all apprentices was not feasible because of financial restrictions and mostly because they worked in shops and facilities scattered over a wide area. However, we investigated exposure levels among 62 apprentices during a whole work shift at two different seasons. The design and main results have been described separately for hairdressers [39] and for bakers and pastry makers [40]. Hairdressing apprentice exposures were lower than current threshold limit values for ammonia, hydrogen peroxide and persulfates. However, over half the technical areas, where dying, permanenting or bleaching chemical are handled, had no ventilation system [39]. Bakery and pastry apprentices experienced exposures to flour dust very close to the threshold limit value recommended by the ACGIH (American Conference of Governmental Industrial Hygienists) for inhalable flour dust in order to protect against sensitization and other respiratory symptoms [41], and this is of concern [40]. These findings may relate to observations made by several authors. Concerning respiratory condition prevalence or incidence, a recent study described respiratory symptoms (shortness of breath, wheezing, exercise induced symptoms) amongst pastry-maker apprentices [42]. Cough, dyspnoea, rhinitis, conjunctivitis and positive skin prick tests for flour allergens were reported among bakery apprentices [35, 43-46]. These authors concluded that these tests should be performed with common and occupational allergens at the very start of apprenticeship, to identify subjects at risk of sensitization [35, 47]. The occurrence of specific IgE antigens during the follow-up of bakery apprentices was described in another study [44]. Incidence of OA and occupational rhinitis has been shown to increase with exposure time [48]. There are few studies among hairdressing apprentices, but these young workers are exposed to the same substances as older personnel. Peak expiratory flow variability has been assessed in Italy for a 10-day period and has been reported with reference to job tasks [49]. A survey in Turkey measured a 1.7% prevalence of OA among 116 apprentices [50]. Hairdressing apprentices exhibited poorer lung function values than office apprentices in a French study [38]. These studies underline that early warnings of airways inflammation, suitable for field investigation, would be useful tools in preventing OA. The present study has been designed to contribute to assess such tools.

The risk of OA has been reported to manifest soon after first exposure, within 1 to 2 years [3]. The latency period, however, may span from months to years [51]. The rate of acquiring both sensitization and asthma-like symptoms might differ according to the nature of the agent [9] and the intensity of exposure [3]. While Malo et al. [52], and Nadeau et al. [53] showed that OA with latency period occurs during the first year of exposure to LMW agents in about 40% of cases, Skjold et al found peak values of sensitization to occupational HMW agents after four months of exposure among Danish bakery apprentices [44]. Our study will allow comparison of sensitization rates for both types of agents, which might shed additional light on the sequence of events leading from initial exposure to symptoms and eventually to disease.

In conclusion, this study has proved feasible. Recruitment has been completed. The data analysis is underway to identify among the set of non invasive investigations that were implemented the one (or the combination of tests) which will show most predictive of the airways inflammation at the last visit.

Table 1: Reasons for loss along follow-up

Reasons	N	Percent
Lack of time	28	36.4
Medical examinations considered "painful"	1	1.3
Moving away from region	1	1.3
Other reasons	10	13.0
Quit training	37	48.1
Reasons for leaving (among 37 quitters):		
dis interested in training	*13*	*35.1*
disagreement with manager	*19*	*51.4*
moving away	*2*	*5.4*
Pregnancy	*1*	*2.7*
respiratory or allergic conditions	*1*	*2.7*
other health problems (unrelated)	*1*	*2.7*
Total	77	100

Table 2: comparison of socio-demographic characteristics between lost subjects and the others participants

	Subjects lost	Other participants	p
Size, n (%)	90 (20.4%)	351 (79.6%)	
Age, mean (SD; in years)	17,0 (1.4)	16,9 (1.4)	0.33
Sex			0.16
Male, n (%)	57 (63.3%)	194 (55.3%)	
Female, n (%)	33 (36.7%)	157 (44.7%)	
Apprentices			0.16
Bakers, n (%)	39 (44.3%)	122 (34.8%)	
Pastry-makers, n (%)	24 (26.7%)	87 (24.8%)	
Hairdressers, n (%)	27 (30.0%)	142 (40.4%)	
Atopic status			0.27
Atopy, n (%)	45 (50.0%)	198 (56.4%)	
Non atopy, n (%)	45 (50.0%)	153 (43.6%)	
Active cigarette smoking			0.005
Smokers, n (%)	52 (57.8%)	145 (41.3%)	
Non-smokers, n (%)	38 (42.2%)	206 (58.7%)	

List of abbreviations

OA: Occupational Asthma

HMW: High Molecular Weight

LMW: Low Molecular Weight

ONAP: Observatoire National des Asthmes Professionnels

FOT: Forced Oscillation Technique

FE_{NO}:   Fraction Exhaled nitric oxide

AHR: Airways Hyper Responsiveness

RADS: Reactive Airways Dysfunction Syndrome

ROS: Random-noise Oscillatory Spirometer

MCT (+):   Methacholine Challenge Test (positive)

FVC: Forced Vital Capacity

FEV_1:   Forced Expiratory Volume in 1 second

V'max: maximal expiratory flows at various lung volumes

DRS: Dose-Response Slope

SPTs: Skin Prick Tests

ACGIH: American Conference of Governmental Industrial Hygienists

AFSSET :   Agence Française de Sécurité Sanitaire de l'Environnement et du Travail

CRAM : Caisse Régionale d'Assurance Maladie

INRS :   Institut National de Recherche et de Sécurité pour la prévention des maladies professionnelles et des accidents du travail

INSERM :   Institut National de la Santé et de la Recherche Médicale.

Financial and non-financial competing interest: None

Authors' contributions

PT: substantial contribution to data acquisition, analysis and interpretation; involved in writing the article.

AB: study design, data collection, analysis and interpretation; involved in writing the article.

VD: data acquisition; critically reviewing the draft for important intellectual content.

PW: study design, critically reviewing the draft for important intellectual content.

J-PM: data acquisition, analysis and interpretation.

BH: data acquisition; critically reviewing the draft for important intellectual content.

CP: data acquisition; critically reviewing the draft for important intellectual content.

DZ-N: study design, design of statistical analysis and interpretation; involved in writing the article.

Acknowledgments

The authors are grateful to the apprentices who volunteered in this study, and to their parents. They thank the directors and teachers of the 6 apprenticeship schools of Lorraine. They are grateful to Denis Ambroise M.D., Nicole Massin M.D., Dan Teculescu M.D., and Stéphanie Dovi-Acouetey M.D. and the Medical school interns in public health for their implication in medical visits. The support from Catherine Aubry, MD, head of the Occupational Epidemiology Department of INRS is also acknowledged. Finally, they thank Ms. Aline Berthelin, Ms. Michèle Depesme, and Miss Isabelle Clerc for their help with data processing and analysis.

This study was performed with grants from AFSSET (contract RD-2003-04), the French Ministry of Labour (2002 Health and Occupation call for proposal), the regional Social Security office (CRAM Nord-Est), the Lorraine Region, ANR (the French national research agency; grant 05 9 75 / ANR 05 SEST 021-01) and from INRS. The Soufflet group and L'Oréal also provided financial support. Paul Tossa was recipient of a doctoral grant from the Lorraine Region.

References

1. Chan-Yeung M, Malo JL: **Occupational asthma**. *N Engl J Med* 1995, **333**(2):107-112.

2. Bernstein IL, Bernstein DI, Chan-Yeun M, Malo J-L: **Definition and classification of asthma**. In *Asthma in the workplace*. Edited by Bernstein IL, Chan-Yeung M, Malo J-L, Bernstein DI. New York: Marcel Dekker Inc; 1999:1-3.

3. Mapp CE, Boschetto P, Maestrelli P, Fabbri LM: **Occupational asthma**. *American journal of respiratory and critical care medicine* 2005, **172**(3):280-305.

4. Tarlo SM, Liss GM: **Occupational asthma: an approach to diagnosis and management**. *Cmaj* 2003, **168**(7):867-871.

5. Brooks SM, Weiss MA, Bernstein IL: **Reactive airways dysfunction syndrome (RADS). Persistent asthma syndrome after high level irritant exposures**. *Chest* 1985, **88**(3):376-384.

6. Ameille J, Pauli G, Calastreng-Crinquand A, Vervloet D, Iwatsubo Y, Popin E, Bayeux-Dunglas MC, Kopferschmitt-Kubler MC: **Reported incidence of occupational asthma in France, 1996-99: the ONAP programme**. *Occup Environ Med* 2003, **60**(2):136-141.

7. Chan-Yeung M, Lam S: **Evidence for mucosal inflammation in occupational asthma**. *Clin Exp Allergy* 1990, **20**(1):1-5.

8. Chan-Yeun M, Malo J-L: **Natural history of occupational asthma**. In *Asthma in the workplace*. Edited by Bernstein IL, Chan-Yeun M, Malo J-L, Bernstein DI. New York: Marcel Dekker Inc; 1993.

9. Malo JL, Chan-Yeung M: **Occupational asthma**. *The Journal of allergy and clinical immunology* 2001, **108**(3):317-328.

10. Monso E, Malo JL, Infante-Rivard C, Ghezzo H, Magnan M, L'Archeveque J, Trudeau C, Gautrin D: **Individual characteristics and quitting in apprentices exposed to high-molecular-weight agents**. *American journal of respiratory and critical care medicine* 2000, **161**(5):1508-1512.

11. Archambault S, Malo JL, Infante-Rivard C, Ghezzo H, Gautrin D: **Incidence of sensitization, symptoms, and probable occupational rhinoconjunctivitis and asthma in apprentices starting exposure to latex**. *The Journal of allergy and clinical immunology* 2001, **107**(5):921-923.

12. Gautrin D, Infante-Rivard C, Ghezzo H, Malo JL: **Incidence and host determinants of probable occupational asthma in apprentices exposed to laboratory animals**. *American journal of respiratory and critical care medicine* 2001, **163**(4):899-904.

13. Gautrin D, Ghezzo II, Infante-Rivard C, Malo JL: **Natural history of sensitization, symptoms and occupational diseases in apprentices exposed to laboratory animals**. *Eur Respir J* 2001, **17**(5):904-908.

14. Gautrin D, Ghezzo H, Infante-Rivard C, Malo JL: **Incidence and determinants of IgE-mediated sensitization in apprentices. A prospective study**. *American journal of respiratory and critical care medicine* 2000, **162**(4 Pt 1):1222-1228.

15. Thiel H, Ulmer WT: **Bakers' asthma: development and possibility for treatment**. *Chest* 1980, **78**(2 Suppl):400-405.

16. Kennedy SM, Chan-Yeung M, Teschke K, Karlen B: **Change in airway responsiveness among apprentices exposed to metalworking fluids**. *American journal of respiratory and critical care medicine* 1999, **159**(1):87-93.

17. O'Byrne P M, Postma DS: **The many faces of airway inflammation. Asthma and chronic obstructive pulmonary disease. Asthma Research Group**. *American journal of respiratory and critical care medicine* 1999, **159**(5 Pt 2):S41-63.

18. Massin N, Bohadana AB, Wild P, Goutet P, Kirstetter H, Toamain JP: **Airway responsiveness, respiratory symptoms, and exposures to soluble oil mist in mechanical workers**. *Occup Environ Med* 1996, **53**(11):748-752.

19. Bohadana AB, Massin N, Wild P, Kolopp MN, Toamain JP: **Respiratory symptoms and airway responsiveness in apparently**

healthy workers exposed to flour dust. *Eur Respir J* 1994, **7**(6):1070-1076.

20. Pham QT, Bourgkard E, Chau N, Willim G, Megherbi SE, Teculescu D, Bohadana A, Bertrand JP: **Forced oscillation technique (FOT): a new tool for epidemiology of occupational lung diseases?** *Eur Respir J* 1995, **8**(8):1307-1313.

21. Kharitonov SA, Barnes PJ: **Exhaled markers of pulmonary disease.** *American journal of respiratory and critical care medicine* 2001, **163**(7):1693-1722.

22. Hilding AC: **Simple method for collecting near-normal human nasal secretion.** *The Annals of otology, rhinology, and laryngology* 1972, **81**(3):422-423.

23. Kharitonov SA, Yates D, Robbins RA, Logan-Sinclair R, Shinebourne EA, Barnes PJ: **Increased nitric oxide in exhaled air of asthmatic patients.** *Lancet* 1994, **343**(8890):133-135.

24. Alving K, Weitzberg E, Lundberg JM: **Increased amount of nitric oxide in exhaled air of asthmatics.** *Eur Respir J* 1993, **6**(9):1368-1370.

25. Jatakanon A, Lim S, Kharitonov SA, Chung KF, Barnes PJ: **Correlation between exhaled nitric oxide, sputum eosinophils, and methacholine responsiveness in patients with mild asthma.** *Thorax* 1998, **53**(2):91-95.

26. Grossman J: **One airway, one disease.** *Chest* 1997, **111**(2 Suppl):11S-16S.

27. Peslin R, Pham QT, Teculescu D, Gallina C, Duvivier C: **Comparative value of respiratory input and transfer impedances in field studies.** *Bulletin europeen de physiopathologie respiratoire* 1987, **23**(1):37-42.

28. Bohadana A, Michaely JP, Teculescu D, Wild P: **Reproducibility of exhaled nitric oxide in smokers and non-smokers: relevance for longitudinal studies.** *BMC Pulm Med* 2008, **8**:4.

29. Pairon JC, Iwatsubo Y, Hubert C, Lorino H, Nouaigui H, Gharbi R, Brochard P: **Measurement of bronchial responsiveness by forced**

oscillation technique in occupational epidemiology. *Eur Respir J* 1994, **7**(3):484-489.

30. Minette A, Aresini G, Sanna-Randaccio F, Seaton A, Smidt U, Teculescu D: **Questionnaire de la CECA pour l'étude des symptômes respiratoires.** In *CECA: 1987; Luxembourg*; 1987.

31. ATS/ERS: **ATS/ERS recommendations for standardized procedures for the online and offline measurement of exhaled lower respiratory nitric oxide and nasal nitric oxide, 2005.** *American journal of respiratory and critical care medicine* 2005, **171**(8):912-930.

32. ATS: **Standardization of Spirometry, 1994 Update. American Thoracic Society.** *American journal of respiratory and critical care medicine* 1995, **152**(3):1107-1136.

33. Quanjer PH, Tammeling GJ, Cotes JE, Pedersen OF, Peslin R, Yernault JC: **Lung volumes and forced ventilatory flows. Report Working Party Standardization of Lung Function Tests, European Community for Steel and Coal. Official Statement of the European Respiratory Society.** *Eur Respir J Suppl* 1993, **16**:5-40.

34. O'Connor G, Sparrow D, Taylor D, Segal M, Weiss S: **Analysis of dose-response curves to methacholine. An approach suitable for population studies.** *The American review of respiratory disease* 1987, **136**(6):1412-1417.

35. Walusiak J, Hanke W, Gorski P, Palczynski C: **Respiratory allergy in apprentice bakers: do occupational allergies follow the allergic march?** *Allergy* 2004, **59**(4):442-450.

36. Skjold T, Nielsen SC, Adolf K, Hoffmann HJ, Dahl R, Sigsgaard T: **Allergy in bakers' apprentices and factors associated to non-participation in a cohort study of allergic sensitization.** *Int Arch Occup Environ Health* 2007, **80**(5):458-464.

37. Le Moual N, Kauffmann F, Eisen EA, Kennedy SM: **The healthy worker effect in asthma: work may cause asthma, but asthma may also influence work.** *American journal of respiratory and critical care medicine* 2008, **177**(1):4-10.

38. Iwatsubo Y, Matrat M, Brochard P, Ameille J, Choudat D, Conso F, Coulondre D, Garnier R, Hubert C, Lauzier F *et al*: **Healthy worker effect and changes in respiratory symptoms and lung function in hairdressing apprentices**. *Occup Environ Med* 2003, **60**(11):831-840.

39. Mounier-Geyssant E, Oury V, Mouchot L, Paris C, Zmirou-Navier D: **Exposure of hairdressing apprentices to airborne hazardous substances**. *Environ Health* 2006, **5**:23.

40. Mounier-Geyssant E, Barthelemy JF, Mouchot L, Paris C, Zmirou-Navier D: **Exposure of bakery and pastry apprentices to airborne flour dust using PM2.5 and PM10 personal samplers**. *BMC Public Health* 2007, **7**:311.

41. ACGIH: **Guide to occupational exposure values 2002**. In*: 2002*. Edited by Cincinnati; 2002.

42. Gautrin D, Ghezzo H, Malo JL: **Rhinoconjunctivitis, bronchial responsiveness, and atopy as determinants for incident non-work-related asthma symptoms in apprentices exposed to high-molecular-weight allergens**. *Allergy* 2003, **58**(7):608-615.

43. Walusiak J, Palczynski C, Wyszynska-Puzanska C, Mierzwa L, Pawlukiewicz M, Ruta U, Krakowiak A, Gorski P: **Problems in diagnosing occupational allergy to flour: results of allergologic screening in apprentice bakers**. *Int J Occup Med Environ Health* 2000, **13**(1):15-22.

44. Skjold T, Dahl R, Juhl B, Sigsgaard T: **The incidence of respiratory symptoms and sensitisation in baker apprentices**. *Eur Respir J* 2008, **32**(2):452-459.

45. Jacobs JH, Meijster T, Meijer E, Suarthana E, Heederik D: **Wheat allergen exposure and the prevalence of work-related sensitization and allergy in bakery workers**. *Allergy* 2008.

46. Gautrin D, Ghezzo H, Infante-Rivard C, Magnan M, L'Archeveque J, Suarthana E, Malo JL: **Long-term outcomes in a prospective cohort of apprentices exposed to high-molecular-weight agents**. *American journal of respiratory and critical care medicine* 2008, **177**(8):871-879.

47. Walusiak J, Palczynski C, Hanke W, Gorski P, Wyszynska-Puzynska C, Mierzwa L, Pawlukiewicz M, Wittczak T, Krakowiak A, Ruta U *et al*: **[Risk factors of occupational hypersensitivity in apprentice bakers]**. *Med Pr* 2002, **53**(3):209-218.

48. Walusiak J, Palczynski C, Hanke W, Wittczak T, Krakowiak A, Gorski P: **The risk factors of occupational hypersensitivity in apprentice bakers -- the predictive value of atopy markers**. *Int Arch Occup Environ Health* 2002, **75** Suppl:S117-121.

49. Arcangeli G, Baldasseroni A, Palmi S, Bianchi A: **Reversible pulmonary response to irritating substances: study on a population of apprentice hairdressers**. *Prevenzione oggi* 1999, **11**(4):3-33.

50. Gülmez I, çetinkaya F, Oymak FS, Demir R, Özesmi M: **Occupational asthma among hairdresser's apprentices [abstracts]**. *Eur Respir J Suppl* 1998, **28**:333-334.

51. Chan-Yeun M, Malo J-L: **Natural history of occupational asthma**. In *Asthma in the workplace*. Edited by Bernstein IL, Chan-Yeun M, Malo J-L, Bernstein DI. New York: Marcel Dekker Inc; 1999.

52. Malo JL, Cartier A, L'Archeveque J, Trudeau C, Courteau JP, Bherer L: **Prevalence of occupational asthma among workers exposed to eastern white cedar**. *American journal of respiratory and critical care medicine* 1994, **150**(6 Pt 1):1697-1701.

53. Nadeau D, Laliberté D, Turcot A, Bergeron J-P (Eds.): *Surveillance médicale des travailleurs exposés aux isocyanates*: Comité médical provincial en santé au travail du Québec; 1999.

3.4. Les symptômes

Le tableau ci-dessous présente l'évolution de la prévalence des symptômes au cours du suivi en fonction du statut atopique et de la filière de formation.

Tableau 7 : Evolution de la prévalence des différents symptômes au cours du suivi

	Visite 1	Visite 2	Visite 3	Visite 4	Signification statistique p (v1v4)
Rhinite % (n)	34.2 % (151)	20.3 % (64)	22.1 % (84)	24.2 % (85)	0.001
Boulanger	39.1 % (59)	37.5 % (24)	36.9 % (31)	32.9 % (28)	0.009
A/N-A	46.3/53.7	56.5/43.5	30.0/70.0	40.7/59.3	
Pâtissier	25.2 % (38)	21.9 % (14)	25.0 % (21)	25.9 % (22)	0.035
A/N-A	52.8/47.2	50.0/50.0	75.0/25.0	76.2/ 23.9	
Coiffeur	35.7 % (54)	40.6 % (26)	38.1 % (32)	41.2 % (35)	0.323
A/N-A	28.8/71.1	40.0/60.0	28.1/71.9	29.4/70.6	
Asthma-like symptoms % (n)	4.1 % (18)	7.3 % (23)	8.7 % (33)	8.6 % (30)	0.012
Boulanger	38.9 % (7)	39.1 % (9)	24.2 % (8)	36.7 % (11)	0.119
A/N-A	42.8/57.1	25.0/75.0	37.5/62.5	36.4/63.6	
Pâtissier	22.2 % (4)	21.7 % (5)	21.2 % (7)	13.3 % (4)	0.6
A/N-A	50.0/50.0	60.0/40.0	83.3/16.7	50.0/50.0	
Coiffeur	38.9 % (7)	39.1 % (9)	54.5 (18)	50.0 % (15)	0.040
A/N-A	14.3/85.7	33.3/66.7	16.7/83.3	13.3/86.7	

A/N-A = Atopique/Non-atopique

Seuls les proportions des symptômes évocateurs d'asthme connaissent une augmentation entre les première et quatrième visites avec des différences statistiquement significatives (p égal respectivement 0,01 ; 0,12 et 0,04 chez l'ensemble des sujets, les boulangers et les coiffeurs.

3.5. Sensibilisation allergénique : évolution de la sensibilisation aux allergènes communs et professionnels

L'atopie (sensibilisation aux allergènes communs) est restée stable, passant de 141 sujets (33,4 %) à 123 sujets (35,7 % des sujets présents à la quatrième visite). Tous allergènes communs confondus, les boulangers présentent plus de sensibilisation (37,59 %), suivis des coiffeurs (32,33 %).

La sensibilisation aux allergènes professionnels est passée de 4,9 % à 9,9 %, avec une différence statistiquement significative entre les premières et quatrième visites (p=0,01). En effet, 22 sujets (13 boulangers, 5 pâtissiers et 4 coiffeurs) présentaient déjà à la première visite une sensibilisation aux allergènes présents dans leur milieu de travail. Tous ces sujets ont eu leur première visite trois mois après le début de leur apprentissage et parmi eux, 19 (86,4 %) ont un statut atopique. Parmi les sujets présents à la quatrième visite, 33 (9,6 %) ont développé une sensibilisation aux allergènes professionnels, parmi lesquels 16 boulangers (13,5 % des boulangers), 8 pâtissiers (9,4 % des pâtissiers) et 9 coiffeurs (6,4 % des coiffeurs). Dix (30 %) des sujets qui ont réagi aux allergènes professionnels à la quatrième visite l'étaient déjà à la première visite, dont 5 boulangers, 2 pâtissiers et 3 coiffeurs, ce qui donne un nombre de personnes sensibilisées, à un moment donné, aux allergènes professionnels de (33-10) + (22-10) = 35 (16-5+13-5 = 19 boulangers, soit 15.6 % des boulangers présents à la dernière visite ; 8-2+5-2 = 9 pâtissiers, soit 10,3 % des pâtissiers présents à la dernière visite et 9-3+4-3 = 7 coiffeurs, soit 4,9 % des coiffeurs présents à la dernière visite). Toutes filières confondues, le taux d'incidence de la sensibilisation aux allergènes professionnels par rapport aux sujets présents à la quatrième visite est de 9,9 cas pour 100 personnes-années. Il existe une différence statistiquement significative entre les taux d'incidence de sensibilisation aux allergènes professionnels selon la formation (incidence plus élevée chez les boulangers, p= 0,01) alors que cette différence n'existe pas pour les prévalences (p=0,1). La sensibilisation aux allergènes professionnels est plus importante chez les sujets atopiques (p<0,001). Le tableau 8 ci-dessous donne les taux de sensibilisation par allergène à la première et à la quatrième visites compte tenu de la filière de formation et du statut atopique (pour les allergènes professionnels).

Tableau 8 : Taux de sensibilisation par allergène et par visite en fonction de la filière de formation

% (n)	Première visite			Quatrième visite		
	Boulanger	Pâtissier	Coiffeur	Boulanger	Pâtissier	Coiffeur
Allergènes communs						
Dermatophagoides farinae	38,3% (23)	31,7% (19)	30,0% (18)	36,6% (26)	33,8% (24)	29,6% (21)
Dermatophagoides pteronyssinus	42,5% (31)	27,4% (20)	30,1% (22)	37,8% (31)	29,3% (24)	32,9% (27)
Pollens 12 graminées	41,2% (21)	23,5% (12)	35,3% (18)	37,0% (20)	25,9% (14)	37,0% (20)
Poils de chat	50,0% (12)	29,2% (7)	20,8% (15)	39,3% (11)	39,3% (11)	21,4% (6)
Poils de chien	50,0% (5)	40,0% (4)	10,0% (1)	58,3% (7)	16,7% (2)	25,0% (3)
Acariens de stockage	75,0% (6)	12,5% (1)	12,5% (1)	55,6% (5)	00,0% (0)	44,4% (4)
Pollens 4 céréales	46,9% (23)	22,5% (11)	30,6% (15)	36,4% (16)	25,0% (11)	38,6% (17)
Mélange d'herbacées	50,0% (4)	25,0% (2)	25,0% (2)	42,9% (3)	00,0% (0)	57,1% (4)
Mélange d'arbres	57,1% (4)	14,3% (1)	28,6% (2)	16,7% (2)	8,3% (1)	75,0% (9)
Pollens bétulacées	47,4% (9)	26,32 % (5)	26,32 % (5)	35,00 % (7)	35,00 % (7)	30,00 % (6)
Alternaria	50,00 % (7)	21,4% (3)	28,6% (4)	28,6% (4)	28,6% (4)	42,9% (6)
Aspergillus mix	50,0% (2)	00,0% (0)	50,0% (2)	25,0% (1)	25,0% (1)	50,0% (2)
Allergènes professionnels						
Levures de bière/boulangerie	75,0% (3)	25,0% (1)	-	66,7% (2)	33,3% (1)	-
Alpha amylase	100,0% (3)	00,0% (0)	-	100,0% (4)	00,0% (0)	-
7 céréales	100,0% (5)	00,0% (0)	-	66,7% (2)	33,3% (1)	-
Sésame	100,0% (3)	00,0% (0)	-	60,0% (3)	40,0% (2)	-
Sarrazin	83,3% (5)	16,7% (1)	-	42,9% (3)	57,1% (4)	-
Poussières boulangerie	66,7% (8)	33,3% (4)	-	73,3% (11)	26,7% (4)	-
Persulfates d'ammonium, n	-	-	4	-	-	9

NB : certains sujets ont été comptés plus d'une fois car sensibilisés à plusieurs allergènes à la fois

Les acariens (Dermatophagoides farinae et Dermatophagoides pteronyssinus) arrivent en tête des sensibilisation aux allergènes communs suivis des pollens, des poils d'animaux et des moisissures. Les poussières de boulangerie représentent la plus forte sensibilisation parmi les allergènes professionnels.

3.6. Comptage des éosinophiles dans le liquide du lavage nasal et définition du «sujet ayant une composante allergique»

Pour ce test, le sujet ayant une composante allergique a été défini suivant deux scénario : (i) présence de polynucléaires éosinophiles dans le liquide de lavage nasal (nombre de polynucléaires éosinophiles/nombre total de polynucléaires supérieur à 0) ; (ii) : un rapport nombre de polynucléaires éosinophiles/nombre total de polynucléaires supérieur à 10. Les résultats sont présentés dans le tableau 9 ci-dessous.

Tableau 9 : Evolution du nombre de polynucléaires éosinophiles et du rapport polynucléaires éosinophiles rapporté au nombre total de polynucléaires, par visite et par filière de formation

Paramètres	Visite 1, % (n)	Visite 2, % (n)	Visite 3, % (n)	Visite 4, % (n)
PN éosinophiles/PN I>0	12,9 % (51)	14,7 % (43)	10,1 % (34)	8,6 % (27)
Boulangers	33,3 % (17)	44,2 % (19)	26,5 % (9)	44,5 % (12)
Pâtissiers	35,3 % (18)	32,6 % (14)	44,1 % (15)	29,6 % (8)
Coiffeurs	31,4 % (16)	23,2 % (10)	29,4 % (10)	25,9 % (7)
Atopiques	51,0 % (26)	46,5 % (20)	64,7 % (22)	74,1 % (20)
Non-atopiques	45,1 % (23)	53,4 % (23)	29,4 % (10)	25,9 % (7)
Manquants	3,9 % (2)	-	5,9 % (2)	-
PN éosinophiles/PN total>10	7,8 % (31)	7,9 % (23)	6,6 % (22)	5,7 % (18)
Boulangers	35,5 % (11)	43,5 % (10)	18,2 % (4)	55,6 % (10)
Pâtissiers	41,9 % (13)	34,8 % (8)	50,0 % (11)	27,8 % (5)
Coiffeurs	22,6 % (7)	21,7 % (5)	31,8 % (7)	16,7 % (3)
Atopiques	54,9 % (17)	60,8 % (14)	68,2 % (15)	83,3 % (15)
Non-atopiques	41,9 % (13)	39,1 % (9)	31,8 % (7)	16,7 % (3)
Manquants	3,2 % (1)	-	-	-

Le nombre de sujets avec présence de polynucléaires éosinophiles dans le liquide de lavage nasal est en général plus élevé chez les sujets atopiques.

3.7. Explorations fonctionnelles respiratoires

Le tableau 10 ci-dessous présente les résultats des tests pulmonaires au cours du suivi en fonction de la formation.

Tableau 10 : Tests fonctionnels pulmonaires des apprentis par visite en volumes et en pourcentage des valeurs prédites (moyenne ± écart type).

Tests	Visite 1	Visite 2	Visite 3	Visite 4
CVF (L)	4,3 ± 0,9	4,3 ± 0,9	4,1 ± 0,9	4,1 ± 0,9
Boulanger	4,7 ± ,08	4,8 ± 0,8	4,5 ± 0,8	4,6 ± 0,7
Pâtissier	4,5 ± 0,9	4,6 ± 0,8	4,4 ± 0,8	4,5 ± 0,8
Coiffeur	3,6 ± 0,6	3,7 ± 0,7	3,5 ± 0,6	3,5 ± 0,6
VEMS (L)	3,7 ± 0,7	3,8 ± 0,7	3,5 ± 0,7	3,6 ± 0,7
Boulanger	4,1 ± 0,6	4,1 ± 0,6	3,9 ± 0,7	4,0 ± 0,6
Pâtissier	3,9 ± 0,6	3,9 ± 0,7	3,8 ± 0,6	3,8 ± 0,6
Coiffeur	3,2 ± 0,4	3,3 ± 0,5	3,1 ± 0,5	3,5 ± 0,4
CVF en % des valeurs prédites	0,91 ± 0,11	0,92 ± 0,11	**0,88 ± 0,11**	0,93 ± 0,11
Boulanger	0,91 ± 0,11	0,93 ± 0,11	**0,88 ± 0,12**	0,96 ± 0,11
Pâtissier	0,91 ± 0,12	0,92 ± 0,12	**0,88 ± 0,11**	0,93 ± 0,10
Coiffeur	0,92 ± 0,10	0,92 ± 0,11	**0,87 ± 0,10**	0,90 ± 0,11
VEMS en % des valeurs prédites	0,92 ± 0,10	0,93 ± 0,10	**0,89 ± 0,11**	0,93 ± 0,10
Boulanger	0,92 ± 0,10	0,93 ± 0,10	**0,89 ± 0,11**	0,95 ± 0,10
Pâtissier	0,92 ± 0,11	0,92 ± 0,12	**0,89 ± 0,12**	0,92 ± 0,11
Coiffeur	0,93 ± 0,10	0,93 ± 0,10	**0,89 ± 0,10**	0,92 ± 0,10

En valeurs absolues et pourcentages des valeurs prédites, le volume expiratoire maximal à la première seconde et la capacité vitale forcée sont plus bas à la troisième visite.

3.8. Mesure de l'hyperréactivité bronchique non spécifique à la métacholine et définition du cas incident au cours du suivi

Le principal objectif de cette étude est de déterminer à partir du test à la métacholine, les autres tests non invasifs facilement réalisables dans un cadre professionnel pour diagnostiquer de façon précoce l'inflammation des voies aériennes chez des sujets exposés à des agents connus pour entraîner l'asthme professionnel. Il convient alors dans un premier temps de définir le cas incident d'HRBNS à partir du test à la métacholine, et dans un deuxième temps d'étudier l'aptitude des autres tests à «prédire» la survenue ou non de cette hyperréactivité en tenant compte de facteurs individuels tels que l'atopie, le tabagisme, le sexe et la filière de formation. Nous rappelons ici les critères de définition du cas incident d'HRBNS :

- Apparition à une visite ultérieure à la première d'un TM+ chez un sujet ayant eu à la première visite un TM+ mais avec une dose de métacholine plus importante.

- Chez le sujet TM- à la première visite, apparition d'un TM+ à une visite quelconque ultérieure à la première même si ce sujet redevient TM- après cette visite.

- A une visite quelconque ultérieure à la première, une aggravation de 0.1 de la pente dose-réponse normalisée (DRSN) par rapport à la première visite chez un sujet avec une chute du VEMS de base d'au moins 15 %.

Le tableau 11 donne l'incidence de l'hyperréactivité bronchique pour chacune des définitions, par visite en fonction de la filière et du statut atopique.

Certains sujets (26) présentaient déjà une chute du VEMS de base de 20% à la première visite. Parmi ces sujets, 4 ont eu une aggravation de l'HRBNS (dont 1 boulanger, 1 pâtissier et 2 coiffeurs).

Tableau 11 : Incidence de l'hyperréactivité bronchique, en fonction de la filière et du statut atopique et résultats du chi2 de comparaison des incidences entre visites.

		Visite 2	Visite 3	Visite 4	Signification statistique p V2V3	Signification statistique p V3V4
Apparition TM+ % (n)		6.6 % (20)	10.9 % (38)	6.3 % (18)	0.05	0.04
Boulanger		50.0 % (10)	36.8 % (14)	33.3 % (6)	0.5	0.1
	A/N-A	55.6/44.4	46.1/53.9	16.7/83.3		
Pâtissier		30.0 % (6)	26.3 % (10)	22.2 % (4)	0.4	0.2
	A/N-A	33.3/66.7	70.0/30.0	75.0/ 25.0		
Coiffeur		20.0 % (4)	36.8 % (14)	44.4 % (8)	0.03	0.35
	A/N-A	25.0/75.0	35.7/64.9	28.6/71.4		
Aggravation TM+, n		00	3	00		
Boulanger		00	1	00		
	A/N-A	00	0/1	00		
Pâtissier		00	00	00		
	A/N-A	00	00	00		
Coiffeur		00	2	00		
	A/N-A	00	1/1	00		
Aggravation DRSN % (n)		5.9 % (17)	8.4 % (31)	5.4 % (18)	0.2	0.1
Boulanger		41.2 % (7)	41.9 % (13)	38.9 % (7)	0.3	0.2
	A/N-A	42.9/57.1	46.1/53.9	28.7/71.3		
Pâtissier		35.3 % (6)	29.0 % (9)	11.1 % (2)	0.7	0.04
	A/N-A	33.3/66.7	44.4/55.6	100.0/00.0		
Coiffeur		23.5 % (4)	29.0 % (9)	50.0 % (9)	0.3	0.8
	A/N-A	25.0/75.0	33.3/66.7	33.3/66.7		

Un total de 76 sujets avec TM- à la première visite ont eu l'hyperréactivité bronchique définie par une chute d'au moins 20 % du VEMS de base à une visite ultérieure. Parmi eux, 55 (72.4 %) ont aussi répondu à la troisième définition (aggravation de la DRSN d'au moins 0.100 entre la première et la visite d'apparition de l'HRBNS). Les figures 3 et 4 ci-dessous montrent la prévalence, l'incidence cumulée et le taux d'incidence d'HRBNS chez l'ensemble des sujets et par filière de formation. Toutes définitions confondues, l'incidence cumulée d'HRBNS chez l'ensemble des sujets est d'environ 20 % sur les 18 mois de suivi.

Figure 3 : Prévalence, incidence cumulée et taux d'incidence de l'HRBNS chez l'ensemble des sujets.

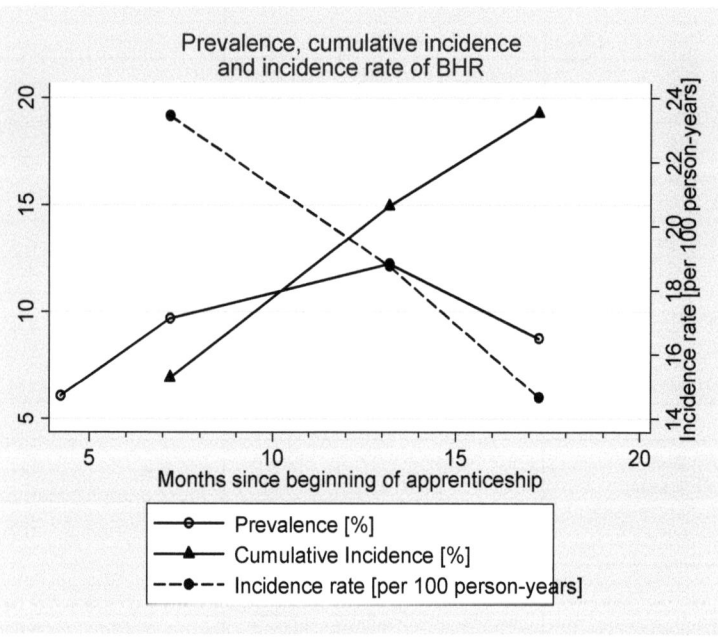

Figure 4 : Taux d'incidence de l'HRBNS en fonction de la filière de formation

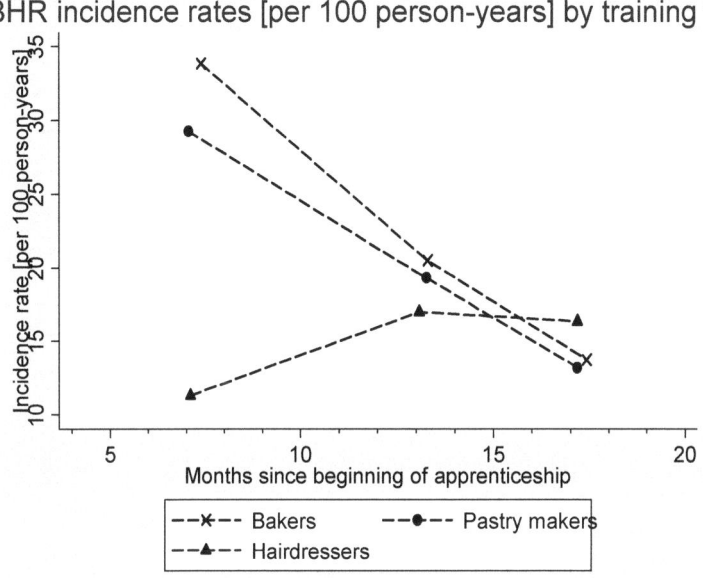

Le taux d'incidence est élevé rapidement après le début de la formation (dans les 7 mois) chez les boulangers et pâtissiers (exposés à des agents de poids moléculaire élevé) et chute à partir du 7ème mois jusqu'à la fin du suivi ; alors que chez les coiffeurs (exposés à des agents de faible poids moléculaire), le taux d'incidence d'HRBNS varie peu et augmente progressivement jusqu'à la fin du suivi (avec une augmentation plus importante entre le 7ème et le 14ème mois). Au début de la formation (dans les 7 mois), le taux d'incidence chez les boulangers et pâtissiers est statistiquement plus élevé que chez les coiffeurs (différence de 0,206 cas pour 100 personnes-années [IC à 95 % = 0,01 – 0,40].

3.9. Evolution du monoxyde d'azote exhalé au cours du suivi et relation avec l'HRBNS

L'évolution du monoxyde d'azote exhalé et son lien avec l'HRBNS a fait l'objet d'un article soumis dans l'AJRCCM et présenté à la suite.

3.9.1. Deuxième article: Increase of exhaled nitric oxide is associated with bronchial hyperresponsiveness among apprentices

Paul Tossa[1], Christophe Paris[1,2], Pascal Wild[3], Valérie Demange[3], Dovi-Stéphanie Acouetey[1], Jean-Pierre Michaely[1], Denis Zmirou-Navier[1,2,4], Abraham Bohadana[1,5].

[1] INSERM U954, School of Medicine, 9, avenue de la forêt de Haye, 54500 Vandoeuvre-Les-Nancy, France. Telephone: + (33)383683910, Fax: +(33)383683919.

[2] Nancy University Medical School, France.

[3] INRS, Occupational Epidemiology Department, France.

[4] Ecole des Hautes Etudes en Santé Publique (EHESP), Rennes, France.

[5] Service of Pneumology, Brabois adults Hospital, 54500 Vandoeuvre-Les-Nancy.

Corresponding author: Christophe Paris.
E-mail address: Christophe.Paris@nancy.inserm.fr

Phone number: +33383 683 701, FAX number: +33 383 68 34 89

Source: Grants from AFSSET (contract RD-2003-04), French Ministry of Labour (2002, Health and Occupation call for proposal), the regional Social Security office (CRAM Nord-Est), the Lorraine Region, ANR (the French national research agency; grant 05 9 75 / ANR 05 SEST 021-01) and from INRS. The Soufflet group and L'Oréal also provided financial support.

A short running head: changes of FENO and BHR among apprentices.

Descriptor number using the AJRCCM Subject Category List for Authors: 66. Asthma: inflammatory monitoring (induced sputum, exhaled NO, etc)

This article has an online data supplement, which is accessible from this issue's table of content online at www.atsjournals.org.

Abstract

Rationale: Airway inflammation is the hallmark of asthma. Several studies have validated the use of the fractional concentration of exhaled nitric oxide (FENO) as a surrogate marker of airway inflammation in asthma.

Objectives: In this paper, we examined how the change in FENO levels, since the beginning of occupational exposure, could be associated with the incidence of bronchial hyperresponsiveness (BHR) among bakers, pastry-makers and hairdressers apprentices along their two-year training.

Methods: A standardized questionnaire was administered; skin prick tests with common and specific occupational allergens; methacholine challenge and measurement of FENO were performed 6, 12 and 15 months after the first examination.

Results: Among 441 apprentices initially included, 351 completed the study. The increase of FENO, since the beginning of exposure, was associated with the incidence of BHR (Odds Ratio = 2.00 [95%CI=1.21-3.32] per unit increase in log ppb) both in atopic and non-atopic subjects. The average increase of FENO was higher among non-atopic subjects but was unrelated to past or current smoking habits, sex or training track. Atopy in bakers/pastry-makers and sensitization to alkaline persulfates in hairdressers were also independently associated with the incidence of BHR. The latter occurred sooner among bakers/pastry-makers than among hairdressers but levelled off later.

Conclusion: Our results suggest that measurement of FENO, a simple and reproducible test, could be useful in the early detection of BHR in workers newly exposed to occupational agents known to cause occupational asthma.

Word count: 234. **Key words:** Occupational asthma, airway inflammation, exhaled nitric oxide, bronchial hyperresponsiveness.

Introduction

The understanding of the inflammatory nature of asthma has encouraged the development, over the past 15 years, of non-invasive, surrogate markers of airway inflammation (1). Among them, the fractional concentration of exhaled nitric oxide (FENO) has been validated and standardized procedures of measurement have been proposed to minimize false results (2). FENO is increased in subjects with established asthma (3) or bronchial hyperresponsiveness (BHR) to methacholine (4); it is a more accurate detector of asthma than conventional tests, such as peak flow and forced expiratory volume in one second (FEV1) (5) and has proved useful to monitor asthma treatment (3). Further, the test is simple and quick to perform, and has good reproducibility (6) despite confounding factors such as atopy, smoking or respiratory infections (7). Recently, predicted values were proposed which take into account several factors including gender, height, smoking habits and atopic status (8).

Increased FENO have been reported in symptomatic subjects exposed to occupational agents at risk of occupational asthma (OA) (9) and, also after specific challenge tests to various occupational allergens (10). However there is still conflicting evidence regarding the usefulness of FENO in detecting OA or BHR (1). In this paper, we aim to study how the change in FENO levels since inception of exposure to airborne allergens or irritants, is associated with the incidence of BHR to methacholine among non-asthmatic bakery, pastry-making and hairdressing apprentices.

Material and method (see online supplement for detail)

Apprentice bakers, pastry-makers and hairdressers starting career programs in six vocational schools were invited to participate. Subjects were included provided they had neither been previously exposed to substances known to induce OA nor physician-diagnosed asthma. The study was approved by the local ethics committee and both apprentices and parents (for students less than 18 years old) gave written consent. Examinations were carried out on average, within 3 months after the beginning of apprenticeship and at 6, 12 and 15 months thereafter.

Clinical examination and skin prick tests (SPTs): A standardized questionnaire was used for personal and demographic information and smoking habits (11). Atopy, assessed at entry and end-study, was defined as

the presence of a positive skin reaction to common allergens. Sensitization to baking- and hairdressing-related antigens was also tested.

Functional respiratory measurements and definition of BHR: Spirometry was undertaken following the recommended criteria (12). BHR was assessed by methacholine challenge test (MCT) using three cumulative successive doses (0.5, 3.0 and 8.0 μmol) as previously described (13). The test was considered positive (MCT+) in case of fall of at least 20% of FEV1 below the baseline value. A linear two-point dose-response slope (DRS) was calculated (14). To avoid zero or negative values, a constant of +2.5 was added to all DRS values and the values were normalized as NDRS = 1/(slope+2.5). FENO was measured satisfying the recommended criteria (15). Results were expressed in parts per billion (ppb) and as percentage of the predicted values of Travers which take into account gender, smoking habits and atopy (8).

"BHR incidence", taken as main outcome, was defined according to the following criteria:

- MCT+ at any visit with MCT negative at inclusion (MCT-) (occurrence), even if subjects experienced MCT- at a further visit;

- MCT+ at the first visit, followed at a subsequent visit by the same decrease in FEV1 but with a lower dose of methacholine (aggravation);

- Decrease by 0.100 or more of the NDRS at any visit compared to the NDRS measured at the first visit, if at this visit FEV1 decreased by a minimum of 15% (aggravation). The 0.100 cut-off point was the mean decrease in all MCT+ subjects.

Statistical analysis

Stata 10 package (16) was used. FENO values were log-transformed and evolution of FENO was calculated as the difference between Log-FENO values at the visit at which BHR appeared the first time (last visit for subjects without BHR) and Log-FENO values at first visit. For BHR, incidence rates over all subjects and according to the training track were calculated at each visit (17). Logistic regression was performed to assess the relationship between BHR incidence and FENO evolution while taking into account the training track, smoking and atopy; effect modification was tested for each of these factors. Comparisons of continuous variables are realised using ranksum test and Wilcoxon signed-rank statistic.

Results

The mean (SD) age of the apprentices at the beginning of the training programme was 17.5 ± 1.4 years (table 1). The mean duration of follow-up was 12 months, representing 15 months of exposure (since the beginning of the training programme). The number of subjects seen at enrolment and still present at last visit was 351 (80% of inclusions). From 90 apprentices who did not attend the last visit, 77 (85.5%) were interviewed by telephone and justified their absence by lack of time and departure from the vocational school; only 1 said he had a respiratory condition. The remainder 13 apprentices were not found, probably because of change of civil name after marriage (for girls) or because they had moved away (see table E1 in online supplement for detail).

FENO values are greater among men, atopic subjects, non-smokers and ex-smokers (table 2), this remains true for values expressed as percentage of predicted, even among atopic subjects although atopy is taken into account in calculating the predicted values. Overall, the median values of FENO showed little variability over the study and were below 100% of predicted. However, subjects BHR+ exhibited higher FENO values than those whose methacholine test was (at first visit) or remained negative, with values higher than 100% of predicted at the last visit.

Figure 1 shows the incidence rates by training track. Figures for bakers and pastry cooks are similar and were merged (see figure 2 in online supplements). Incidence rates are high soon after inception of exposure and decrease along time among bakers and pastry cooks, with a statistically significant difference between them and hairdressers (0.206 cases per 100 person-years [95% CI = 0.01 - 0.40]).

Table 3 compares, among the same subjects, the FENO levels at the first and the last visits according to the BHR and atopic status. No variation of median FENO among non-reacting subjects was observed, in contrast with the increase seen in subjects who experienced occurrence or aggravation of BHR during the follow-up. Among reactive individuals, the relative increase in FENO values was greater among non-atopic subjects than among atopics (increase of 21.6% and of 3.8% median FENO respectively).

Table 4 presents the results of a logistic regression model to study factors that influence the incidence of BHR during the follow-up. Two different models are presented. In model 2, results are stratified according to the apprenticeship track, and non significant factors from model 1 have been deleted. This table shows that BHR is associated with the increase in FENO values along the same time span, with no effect modification by atopy (p=0.95); likewise, the smoking status did not influence the association between FENO concentrations and BHR (p for interaction=0.35). Sensitization to occupational allergens is associated with BHR incidence among hairdressers, but not among bakers and pastry cooks. Conversely, BHR is more frequent among atopic than among non atopic bakers and pastry cooks, but not among atopic hairdressers.

Discussion

The main objective of this paper was to study in a population of bakery, pastry-cooking and hairdressing apprentices whether the change in FENO levels was associated with the incidence of BHR to methacholine, along 15 months of occupational exposure. Our results show that the increase of FENO levels is highly correlated with occurrence of BHR during this short follow-up period, regardless of atopy. Atopy when engaging in the training programme was associated with incidence of BHR among bakers and pastry-makers, not among hairdressers. Conversely, sensitization of hairdressers to alkaline persulfates at the end of the follow-up was related with occurrence of BHR.

Classical studies in bakers and hairdressers focused on subjects with prevalent OA using cross-sectional design. In 1997, De Zotti (18) published the first study in bakery apprentices reporting that, after 6 months of follow-up, work-related respiratory symptoms were significantly higher in subjects with atopy or sensitization to occupational allergens. The same year, Gautrin reported an association between specific sensitization and atopy and BHR among 769 animal health or veterinary medicine, pastry making and dental hygiene apprentices (19). Thereafter, several longitudinal studies were published dealing with apprentices exposed to either LMW or HMW agents, in order to better understand the determinants of the occurrence of occupational sensitization and OA (4, 20-30). In general, these studies had similar methodology except for the follow-up duration and measured parameters. To the best of our knowledge, our study is the first to use FENO to assessment airway inflammation in a cohort of apprentice bakers and hairdressers.

FENO is known to be associated with BHR in adults (31). Several factors influence this association, including atopy (32), the degree of sensitization to common allergens (33) and existence of respiratory symptoms (4). In a cross-sectional study on 7-12 years old school children, Steerenberg et al. found that, in comparison with children without symptoms, blood eosinophilia or BHR, a relative increase of 1.55 ppb of FENO was positively associated with BHR in atopic but not in non-atopic children (32). No clear results were observed after specific inhalation challenges to occupational allergens, while some authors suggested an association with a positive late response, depending on allergens (9, 10, 34) and on basal FENO levels (35). Piipari et al. measured FENO during specific challenge tests to assess occupational asthma in 40 patients and found a significant increase among patients with a normal or slightly increased (<14.5 ppb) basal FENO level and a late (i.e. > 1 hour) bronchoconstriction, but not among patients with a high basal FeNO level (>14.5 ppb) and bronchoconstriction, either immediate or late (35).

In our study which concerns non asthmatic subjects, we found an association between FENO and incidence of BHR in bakery, pastry cooking and hairdressing apprentices, suggesting that the observed correlation is independent of the high or low molecular nature of the agent. Obviously, these results need to be confirmed by further studies involving different occupational allergens. The correlation between FENO and BHR is equally observed in atopic and non-atopic subjects atopic subjects having a higher basal level of FENO, however. This finding is in contrast with the aforementioned studies, a discrepancy that might be explained by differences in the study populations (32), the study design (36) or sample sizes (35). In the present work, the average predicted FENO values were lower than 100% of those proposed by Travers (8). However, it should be pointed out that the latter are based on subjects aged 25 to 75 years, taken from the general population, while our study concerns younger subjects in an occupational setting. No other study, to our knowledge, accounts for age. We are not aware of FENO predictive values adapted to the population we studied. Our results support the view that FENO measurement is a useful tool to assess airway inflammation in occupational epidemiology even though predicted values more adapted to working populations, particularly apprentices, are warranted.

Atopy is a well-known risk factor of work-related sensitization, BHR or OA. Our observed prevalence of atopy, 29%, is similar to the figures (29-34%) reported in European studies (28, 37). Some studies in apprentice bakers (21, 28, 30) showed atopy to be a risk factor for work-respiratory symptoms or

94

OA, while others did not (38). Similar associations were also reported in subjects exposed to other HMW allergens such as laboratory animals (39), although less consistent results were also reported (23, 36, 40). On the other hand, the role of atopy on the response to exposure to LMW agents (e.g isocyanates) (41) is thought to be weak. Our results show a strong and significant association between atopic status, defined as a positive response to SPT to common allergens at baseline, and the incidence of BHR within 15 months of follow-up in bakery and pastry-cook but not in hairdressing apprentices. This observation is in line with the current opinion according to which atopy is a risk factor for OA or occupational sensitization induced by HMW but not LMW agents (42). Evidence of effects of exposure on sensitization have been described for HMW agent including flour dust, and LMW agents, such as platinum salts and acid anhydrids (43). Moreover some experimental findings have demonstrated that dermal sensitization in rodents prior to specific challenges to toluene diisocyanate (44) enhances methacholine responsiveness. Some authors have also shown that sensitization to specific allergens is a risk factor of BHR during specific inhalation challenge (45). This was observed in occupational settings including among apprentices cohorts (19, 24, 46). Surprisingly, our results confirm this association for hairdressers, with occupational sensitization to persulfates (a LMW agent) showing an almost significant association with BHR, but not for bakery allergens. We offer no explanation for this finding which deserves further investigation.

The incidence rate was highest in the first months and decreased up to the end of follow-up in subjects exposed to HMW agents and was stable for subjects exposed to LMW agents. This could relate to differences in the mechanism of sensitization between LMW and HMW agents (42).

One limitation of this study is the time at which the first visit took place. Because of the procedures required to obtain informed and signed consents from parents and volunteer apprentices, 85% of subjects attending the first examinations, could not be first examined before 3 months after starting the training programme. This might explain why 22 subjects (13 bakers, 5 pastry-cooks and 4 hairdressers representing 6.4% of our cohort) were sensitized to occupational allergens at the first visit. Early sensitization rates ranging from 0.5% to 1.7% were reported previously in bakery and other apprentices (19, 28, 30, 37). Our 12.9% cumulative incidence of sensitization at end-study was greater than the 6.1% (over 20 months) described by Skjold et al. (28) who explained their low incidence by a possible poor sensitivity of the allergenic extracts used for the skin prick tests (28). In another follow-up study, Cullinan et al. estimated to 2.2 cases per 100 person-years the sensitization rate to flour dust in a cohort of flour-exposed workers (38). Based on cross-sectional studies, Jacobs et al. 2008 (47) and Houba et al. (48) reported respectively prevalence rates of 12% (among bakers aged 40 years average) and 10% (in the baking industry) for sensitization to flour allergen.

Cigarette smoking could have influenced our results, and previous studies have examined the influence of smoking on BHR with contradictory results (25, 49). However, the association between FENO and HBR persisted after adjustment on chronic and current smoking status as well as CO measurements (data not shown), which included the changes in smoking status that occurred in some apprentices. One should note that our subjects were young and that their smoking consumption – average 1.7 pack years – was probably too small to have an impact on BHR.

The number of subjects lost to follow-up was reasonably low (about 20%) for this kind of longitudinal study. More important drop-out numbers were reported by Skjold et al. (54.3%) (28), De Zotti et al. (62.4%) (37) and Walusiak et al. (37.7%) (30). Our low figures illustrate the effectiveness of our enrolment procedure and the acceptability of the examinations. Proportion of smokers was the only character that differed between subjects lost to follow-up and other participants, suggesting that a selection bias along this prospective study is unlikely.

Conclusion

This study shows that, in a population of bakery and hairdressing apprentices, an increase of FENO over a relatively short period of time (15 months) is highly correlated with occurrence of BHR regardless of atopy. Our data give support to the idea that serial FENO measurement in workers starting exposure to agents known to cause OA could help detect those who develop BHR and, by consequence, are at risk of asthma. Further studies in other occupational settings are warranted to confirm this observation.

Table 1: Characteristics of study subjects at inclusion and during the follow-up

		Bakers	Pastry makers	Hairdressers	Total
Number of subjects	n	161	111	169	441
Men	n (%)	152 (94.4%)	87 (78.4%)	12 (7.1%)	251 (56.9%)
Women	n (%)	9 (5.6%)	24 (21.6%)	157 (92.9%)	190 (43.1%)
Atopy at inclusion	n (%)	56 (34.8%)	42 (37.8%)	43 (25.4%)	141 (31.9%)
Age at beginning of training programme (years) mean (sd)		16.9 (1.4)	16.9 (1.3)	16.9 (1.5)	16.9 (1.4)
Smoking status at inclusion					
Non smoker	n (%)	77 (47.8%)	58 (52.25%)	86 (50.89%)	221 (50.1%)
Current smoker	n (%)	79 (49.1%)	52 (46.85%)	75 (44.38%)	206 (46.7%)
Ex-smoker	n (%)	5 (3.1%)	1 (0.90%)	8 (4.73%)	14 (3.2%)
Pack-years	mean (sd)	1.5 (1.3)	1.9 (1.9)	1.6 (1.6)	1.7 (1.6)
Lost to follow-up	n (%)	39 (24.2%)	24 (21.6%)	27 (15.9%)	90 (20.4%)
Number of visits per subject mean (sd)		3.2 (0.9)	3.3 (0.8)	3.5 (0.7)	3.3 (0.8)
Number of lung function tests per subject mean (sd)		3.0 (0.9)	3.2 (0.8)	3.3 (0.7)	3.2 (0.8)
Number of FENO measurements per subject mean (sd)		3.0 (1.0)	3.1 (0.9)	3.2 (0.8)	3.1 (0.9)
Number of methacholine challenge tests per subject mean (sd)		3.0 (1.0)	3.2 (0.8)	3.3 (0.8)	3.2 (0.9)
Number of skin prick tests per subject mean (sd)		1.6 (0.6)	1.6 (0.6)	1.6 (0.6)	1.6 (0.6)
Smoking status at last examination					
Non smoker	n (%)	65 (40.4%)	49 (44.1%)	76 (45.0%)	190 (43.1%)
Current smoker	n (%)	93 (57.8%)	61 (54.9%)	85 (50.3%)	239 (54.2%)
Ex-smoker	n (%)	3 (1.8%)	1 (0.90%)	8 (4.7%)	12 (2.7%)
Incidence of sensitization to occupationnal agents at the end of the follow-up n (%)		19 (11.8%)	9 (8.1%)	7 (4.1%)	35 (7.9%)

Table 2: Fractional Exhaled Nitric Oxide concentrations (FENO, in ppb, and percent predicted median values [Q1-Q3]) stratified by sex, atopy, smoking status and methacholine airway challenge at each visit.

Parameter	V1 (n=441)	V2 (n=315)	V3 (n=381)	V4 (n=351)	p for ranksum test
Sex					
Female n (%)	190 (43.1%)	137 (43.5%)	171 (44.9%)	157 (44.7%)	Sex
FENO (ppb)	11.8 [8.1-17.1]	10.6 [7.8-15.5]	12.2 [8.8-18.6]	10.8 [8.1-16.5]	p (ppb) <0.001
FENO (% predicted)	77.8 [54.1-103.4]	68.0 [51.1-99.3]	79.5 [57.6-117.5]	71.8 [50.1-109.5]	p (% predicted)= 0.29
Male n (%)	251 (56.9%)	178 (56.5%)	210 (55.1%)	194 (55.3%)	
FENO (ppb)	13.9 [9.5-20.7]	13.6 [9.0-20.0]	14.8 [10.6-25.5]	14.4 [9.7-23.7]	
FENO (% predicted)	68.0 [48.1-94.0]	65.2 [47.7-101.8]	79.7 [54.7-119.7]	74.8 [49.9-119.7]	
Atopy					
Missing data	19 (4.3%)	5 (1.6%)	9 (2.4%)	2 (0.57%)	Atopy
Non atopic n (%)	281 (63.7%)	209 (66.4%)	246 (64.6%)	232 (66.1%)	p (ppb) <0.001
FENO (ppb)	11.7 [8.1-15.4]	10.7 [7.9-15.3]	12.7 [9.5-18.2]	12.3 [8.6-16.4]	p (% predicted) <0.001
FENO (% predicted)	66.1 [48.6-89.5]	63.6 [48.1-87.4]	75.6 [57.0-104.5]	70.0 [51.1-96.8]	
Atopic n (%)	141 (32.0%)	101 (32.1%)	126 (33.1%)	117 (33.3%)	
FENO (ppb)	18.5 [11.0-34.5]	16.3 [11.1-36.5]	19.7 [10.7-42.6]	17.4 [9.6-34.5]	
FENO (% predicted)	85.2 [55.2-169.5]	80.5 [55.4-186.8]	96.1 [53.1-200.9]	86.9 [48.3-156.4]	

Smoking status

Non smokers and ex smokers n (%)	235 (53.3%)	163 (51.6%)	185 (48.6%)	170 (48.4%)	Smoking status
FENO (ppb)	15.1 [11.0-22.0]	14.6 [9.5-22.5]	16.0 [10.5-23.0]	14.7 [10.3-22.1]	p (ppb) <0.001
FENO (% predicted)	79.1 [56.1-107.6]	73.6 [53.7-110.7]	80.2 [54.7-120.5]	75.0 [52.6-115.6]	p (% predicted) = 0.0004
Smokers n (%)	206 (46.7%)	152 (48.3%)	196 (51.4%)	181 (51.6%)	
FENO (ppb)	10.2 [7.6-15.2]	9.8 [7.2-14.6]	12.4 [9.0-19.7]	11.2 [7.1-17.9]	
FENO (% predicted)	62.1 [45.3-91.9]	59.2 [47.0-89.3]	78.8 [56.4-119.4]	72.1 [44.6-117.4]	

Methacholine airway challenge

Missing data	11 (2.5%)	26 (8.3%)	13 (3.4%)	19 (5.4%)	Methacholine airway challenge
MCT- n (%)	404 (91.6%)	271 (86.0%)	333 (87.4%)	308 (87.8%)	p (ppb) = 0.005
FENO (ppb)	12.5 [8.8-18.1]	12.4 [8.6-19.1]	13.3 [9.6-20.3]	13.1 [8.9-20.1]	p (% predicted) = 0.05
FENO (% predicted)	72.5 [50.6-98.5]	67.8 [49.7-101.8]	79.3 [55.2-119.4]	72.4 [50.8-113.8]	
MCT+ n (%)	26 (5.9%)	18 (5.7%)	35 (9.2%)	24 (6.8%)	
FENO (ppb)	16.4 [10.3-35.0]	13.0 [8.2-48.1]	17.1 [11.0-26.6]	23.0 [10.4-41.0]	
FENO (% predicted)	79.2 [48.6-174.5]	71.0 [48.4-208.7]	78.3 [61.7-150.7]	115.9 [57.6-230.3]	

Table 3: FENO values (median [Q1-Q3]) and predicted FENO (in percent; median [Q1-Q3]) at first and last visits according to atopy and to response to the methacholine challenge test.

	First visit	Last visit*	p-value†
Negative BHR			
Atopic (n=81)			
FENO (ppb)	20.4 [11.2-37.6]	18.8 [12.0-34.5]	0.21
FENO (% predicted)	91.5 [55.3-171.0]	94.3 [54.8-157.9]	0.49
Non-atopic (n=196)			
FENO (ppb)	12.1 [8.4-16.0]	12.5 [8.3-17.0]	0.12
FENO (% predicted)	71.5 [51.3-90.1]	69.3 [51.8-97.6]	0.06
Incident BHR			
Atopic (n=25)			
FENO (ppb)	17.8 [13.8-29.2]	18.5 [12.3-48.0]	0.03
FENO (% predicted)	83.5 [57.4-126.8]	93.2 [57.5-208.7]	0.03
Non-atopic (n=37)			
FENO (ppb)	9.8 [7.5-14.8]	12.5 [8.6-18.1]	0.05
FENO (% predicted)	57.6 [37.5-89.7]	69.6 [55.2-101.9]	0.07

Wilcoxon signed-rank statistic
* Last visit among negative BHR subjects = true last visit during the follow-up. Last visit among incident BHR subjects = visit at which BHR first appeared.

Table 4: Factors associated with incidence[‡] of bronchial hyperresponsiveness among apprentices

Variables	Model 1		Model 2	
	OR (95%CI)	p	OR (95%CI)	p
Increase in FENO per unit in log ppb	2.00 (1.21-3.32)	<0.01	1.99 (1.20-3.29)	<0.01
Atopy	1.62 (0.86-3.08)	0.13		
Among bakers/pastry makers			2.37 (1.19-4.70)[*]	0.01
Among hairdressers			0.51 (0.13-2.04)[*]	0.34
Sensitization to occupational agents	1.41 (0.60-3.31)	0.43		
Among bakers/pastry makers			0.95 (0.35-2.55)[†]	0.92
Among hairdressers			4.29 (0.86-21.40)[†]	0.08
Active smoking	0.75 (0.42-1.33)	0.33	0.73 (0.41-1.30)	0.28
Bakers vs. hairdressers	2.05 (0.52-3.84)	0.18		
Pastry makers vs. hairdressers	1.41 (0.52-3.84)	0.50		
Female vs. Male	1.53 (0.59-3.95)	0.38		

* Test for interaction between atopy and training track significant with p=0.04
[†] Test for interaction between sensitization to occupational agents and training track, p=0.13
[‡] Incidence of BHR as defined in "Materiel and Methods" section

Figure 1: Incidence rate of BHR along the training programme according to the training track

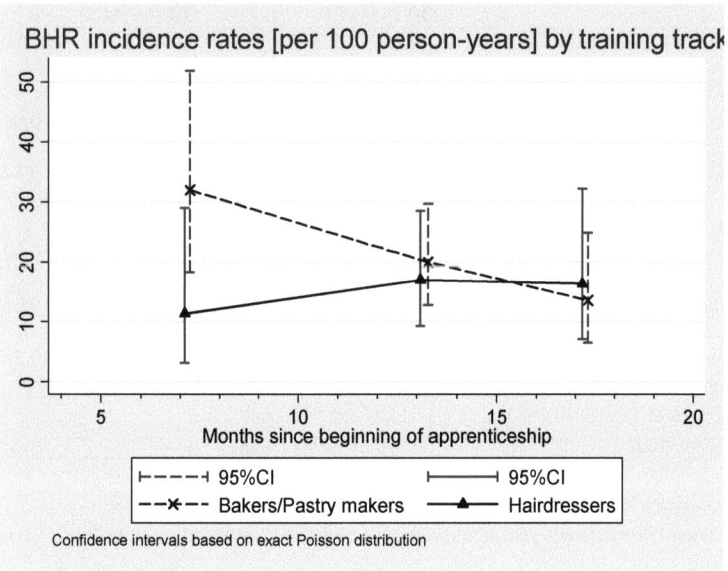

Acknowledgments

The authors are grateful to the apprentices who volunteered in this study, and to their parents. They thank the directors and teachers of the 6 apprenticeship schools of Lorraine. They are indebted to Denis Ambroise M.D., Nicole Massin M.D., Dan Teculescu M.D., and the Nancy medical school interns in public health for their implication in the medical examinations. Finally, they thank Ms. Aline Berthelin, Ms. Michèle Depesme, and Miss Gaëlle Feich for their help with data processing and analysis.

References

1. Lemiere C. Induced sputum and exhaled nitric oxide as noninvasive markers of airway inflammation from work exposures. *Current opinion in allergy and clinical immunology* 2007;7:133-137.

2. Recommendations for standardized procedures for the on-line and off-line measurement of exhaled lower respiratory nitric oxide and nasal nitric oxide in adults and children-1999. This official statement of the american thoracic society was adopted by the ats board of directors, july 1999. *American journal of respiratory and critical care medicine* 1999;160:2104-2117.

3. Kharitonov SA, Yates DH, Barnes PJ. Inhaled glucocorticoids decrease nitric oxide in exhaled air of asthmatic patients. *American journal of respiratory and critical care medicine* 1996;153:454-457.

4. de Meer G, van Amsterdam JG, Janssen NA, Meijer E, Steerenberg PA, Brunekreef B. Exhaled nitric oxide predicts airway hyper-responsiveness to hypertonic saline in children that wheeze. *Allergy* 2005;60:1499-1504.

5. Smith AD, Cowan JO, Filsell S, McLachlan C, Monti-Sheehan G, Jackson P, Taylor DR. Diagnosing asthma: Comparisons between exhaled nitric oxide measurements and conventional tests. *American journal of respiratory and critical care medicine* 2004;169:473-478.

6. Bohadana A, Michaely JP, Teculescu D, Wild P. Reproducibility of exhaled nitric oxide in smokers and non-smokers: Relevance for longitudinal studies. *BMC pulmonary medicine* 2008;8:4.

7. Lim KG, Mottram C. The use of fraction of exhaled nitric oxide in pulmonary practice. *Chest* 2008;133:1232-1242.

8. Travers J, Marsh S, Aldington S, Williams M, Shirtcliffe P, Pritchard A, Weatherall M, Beasley R. Reference ranges for exhaled nitric oxide derived from a random community survey of adults. *American journal of respiratory and critical care medicine* 2007;176:238-242.

9. Baur X, Barbinova L. Latex allergen exposure increases exhaled nitric oxide in symptomatic healthcare workers. *Eur Respir J* 2005;25:309-316.

10. Swierczynska-Machura D, Krakowiak A, Wiszniewska M, Dudek W, Walusiak J, Palczynski C. Exhaled nitric oxide levels after specific inahalatory challenge test in subjects with diagnosed occupational asthma. *Int J Occup Med Environ Health* 2008;21:219-225.

11. Minette A. Questionnaire of the european community for coal and steel (ECSC) on respiratory symptoms. 1987--updating of the 1962 and 1967 questionnaires for studying chronic bronchitis and emphysema. *Eur Respir J* 1989;2:165-177.

12. Clausen JL, Coates AL, Quanjer PH. Measurement of lung volumes in humans: Review and recommendations from an ats/ers workshop. *Eur Respir J* 1997;10:1205-1206.

13. Massin N, Bohadana AB, Wild P, Goutet P, Kirstetter H, Toamain JP. Airway responsiveness, respiratory symptoms, and exposures to soluble oil mist in mechanical workers. *Occupational and environmental medicine* 1996;53:748-752.

14. O'Connor G, Sparrow D, Taylor D, Segal M, Weiss S. Analysis of dose-response curves to methacholine. An approach suitable for population studies. *The American review of respiratory disease* 1987;136:1412-1417.

15. ATS/ERS recommendations for standardized procedures for the online and offline measurement of exhaled lower respiratory nitric oxide and nasal nitric oxide, 2005. *American journal of respiratory and critical care medicine* 2005;171:912-930.

16. StataCorp. Stata statistical software: Release 10. In: Station C, editor: TX: StataCorp LP; 2007.

17. Rothman KJ. Modern epidemiology. Boston: Little, Brown; 1986.

18. De Zotti R, Bovenzi M, Molinari S, Larese F, Peresson M. [respiratory symptoms and occupational sensitization in a group of trainee bakers: Results of a 6-month follow up]. *Med Lav* 1997;88:155-165.

19. Gautrin D, Infante-Rivard C, Dao TV, Magnan-Larose M, Desjardins D, Malo JL. Specific ige-dependent sensitization, atopy, and bronchial hyperresponsiveness in apprentices starting exposure to protein-derived agents. *American journal of respiratory and critical care medicine* 1997;155:1841-1847.

20. El-Zein M, Infante-Rivard C, Malo JL, Gautrin D. Is metal fume fever a determinant of welding related respiratory symptoms and/or increased bronchial responsiveness? A longitudinal study. *Occupational and environmental medicine* 2005;62:688-694.

21. Gautrin D, Ghezzo H, Infante-Rivard C, Malo JL. Incidence and determinants of ige-mediated sensitization in apprentices. A prospective study. *American journal of respiratory and critical care medicine* 2000;162:1222-1228.

22. Gautrin D, Ghezzo H, Infante-Rivard C, Malo JL. Host determinants for the development of allergy in apprentices exposed to laboratory animals. *Eur Respir J* 2002;19:96-103.

23. Gautrin D, Ghezzo H, Malo JL. Rhinoconjunctivitis, bronchial responsiveness, and atopy as determinants for incident non-work-related asthma symptoms in apprentices exposed to high-molecular-weight allergens. *Allergy* 2003;58:608-615.

24. Gautrin D, Infante-Rivard C, Ghezzo H, Malo JL. Incidence and host determinants of probable occupational asthma in apprentices exposed to laboratory animals. *American journal of respiratory and critical care medicine* 2001;163:899-904.

25. Iwatsubo Y, Matrat M, Brochard P, Ameille J, Choudat D, Conso F, Coulondre D, Garnier R, Hubert C, Lauzier F, et al. Healthy worker effect and changes in respiratory symptoms and lung function in hairdressing apprentices. *Occupational and environmental medicine* 2003;60:831-840.

26. Monso E, Malo JL, Infante-Rivard C, Ghezzo H, Magnan M, L'Archeveque J, Trudeau C, Gautrin D. Individual characteristics and quitting in apprentices exposed to high-molecular-weight agents. *American journal of respiratory and critical care medicine* 2000;161:1508-1512.

27. Rodier F, Gautrin D, Ghezzo H, Malo JL. Incidence of occupational rhinoconjunctivitis and risk factors in animal-health apprentices. *The Journal of allergy and clinical immunology* 2003;112:1105-1111.

28. Skjold T, Dahl R, Juhl B, Sigsgaard T. The incidence of respiratory symptoms and sensitisation in baker apprentices. *Eur Respir J* 2008;32:452-459.

29. Skjold T, Nielsen SC, Adolf K, Hoffmann HJ, Dahl R, Sigsgaard T. Allergy in bakers' apprentices and factors associated to non-participation in a cohort study of allergic sensitization. *Int Arch Occup Environ Health* 2007;80:458-464.

30. Walusiak J, Hanke W, Gorski P, Palczynski C. Respiratory allergy in apprentice bakers: Do occupational allergies follow the allergic march? *Allergy* 2004;59:442-450.

31. Jatakanon A, Lim S, Kharitonov SA, Chung KF, Barnes PJ. Correlation between exhaled nitric oxide, sputum eosinophils, and methacholine responsiveness in patients with mild asthma. *Thorax* 1998;53:91-95.

32. Steerenberg PA, Janssen NA, de Meer G, Fischer PH, Nierkens S, van Loveren H, Opperhuizen A, Brunekreef B, van Amsterdam JG. Relationship between exhaled no, respiratory symptoms, lung function, bronchial hyperresponsiveness, and blood eosinophilia in school children. *Thorax* 2003;58:242-245.

33. Ekroos H, Rouhos A, Pallasaho P, Karjalainen J, Sarna S, Sovijarvi AR. Equally elevated concentrations of exhaled nitric oxide in nonatopic and low-sensitized atopic asthmatics. *Respir Med* 2009;103:152-158.

34. Barbinova L, Baur X. Increase in exhaled nitric oxide (eno) after work-related isocyanate exposure. *Int Arch Occup Environ Health* 2006;79:387-395.

35. Piipari R, Piirila P, Keskinen H, Tuppurainen M, Sovijarvi A, Nordman H. Exhaled nitric oxide in specific challenge tests to assess occupational asthma. *Eur Respir J* 2002;20:1532-1537.

36. Olin AC, Alving K, Toren K. Exhaled nitric oxide: Relation to sensitization and respiratory symptoms. *Clin Exp Allergy* 2004;34:221-226.

37. De Zotti R, Molinari S, Larese F, Bovenzi M. Pre-employment screening among trainee bakers. *Occupational and environmental medicine* 1995;52:279-283.

38. Cullinan P, Cook A, Nieuwenhuijsen MJ, Sandiford C, Tee RD, Venables KM, McDonald JC, Newman Taylor AJ. Allergen and dust exposure as determinants of work-related symptoms and sensitization in a cohort of flour-exposed workers; a case-control analysis. *Ann Occup Hyg* 2001;45:97-103.

39. Cullinan P, Cook A, Gordon S, Nieuwenhuijsen MJ, Tee RD, Venables KM, McDonald JC, Taylor AJ. Allergen exposure, atopy and smoking as determinants of allergy to rats in a cohort of laboratory employees. *Eur Respir J* 1999;13:1139-1143.

40. Boutet K, Malo JL, Ghezzo H, Gautrin D. Airway hyperresponsiveness and risk of chest symptoms in an occupational model. *Thorax* 2007;62:260-264.

41. Mapp CE, Boschetto P, Dal Vecchio L, Maestrelli P, Fabbri LM. Occupational asthma due to isocyanates. *Eur Respir J* 1988;1:273-279.

42. Mapp CE, Boschetto P, Maestrelli P, Fabbri LM. Occupational asthma. *American journal of respiratory and critical care medicine* 2005;172:280-305.

43. Baur X, Chen Z, Liebers V. Exposure-response relationships of occupational inhalative allergens. *Clin Exp Allergy* 1998;28:537-544.

44. Vanoirbeek JA, Tarkowski M, Ceuppens JL, Verbeken EK, Nemery B, Hoet PH. Respiratory response to toluene diisocyanate depends on prior frequency and concentration of dermal sensitization in mice. *Toxicol Sci* 2004;80:310-321.

45. van Kampen V, Rabstein S, Sander I, Merget R, Bruning T, Broding HC, Keller C, Musken H, Overlack A, Schultze-Werninghaus G, et al. Prediction of challenge test results by flour-specific ige and skin prick test in symptomatic bakers. *Allergy* 2008;63:897-902.

46. Suarthana E, Meijer E, Heederik D, Ghezzo H, Malo JL, Gautrin D. The dutch diagnostic model for laboratory animal allergen sensitization was generalizable in canadian apprentices. *J Clin Epidemiol* 2008.

47. Jacobs JH, Meijster T, Meijer E, Suarthana E, Heederik D. Wheat allergen exposure and the prevalence of work-related sensitization and allergy in bakery workers. *Allergy* 2008;63:1597-1604.

48. Houba R, Heederik D, Doekes G. Wheat sensitization and work-related symptoms in the baking industry are preventable. An epidemiologic study. *American journal of respiratory and critical care medicine* 1998;158:1499-1503.

49. Chan-Yeung M, Malo JL, Tarlo SM, Bernstein L, Gautrin D, Mapp C, Newman-Taylor A, Swanson MC, Perrault G, Jaques L, et al. Proceedings of the first jack pepys occupational asthma symposium. *American journal of respiratory and critical care medicine* 2003;167:450-471.

3.10. Etude de la corrélation entre l'hyperréactivité bronchique et les autres tests en fonction des caractéristiques individuelles des sujets (sexe, atopie, tabagisme).

Des analyses multivariées ont été réalisées pour étudier le lien entre l'hyperréactivité bronchique telle que définie ci-dessus et les autres tests et pour étudier l'aptitude de ces différents tests à prédire l'apparition de cette HRB depuis le début de l'exposition. Pour ce faire, la visite d'apparition de l'HRB au cours du suivi sera considérée comme la dernière visite pour ces sujets (même si ces sujets sont présents aux visites ultérieures) ; pour les sujets n'ayant jamais présenté d'hyperréactivité au cours du suivi, la dernière visite sera leur réelle dernière visite (quatrième visite pour les non perdus de vue). Il s'agit d'étudier, dans un premier temps, l'association entre l'hyperréactivité bronchique et les autres paramètres à la visite où apparaît l'HRBNS, puis, dans un deuxième temps, le caractère des autres paramètres à prédire la survenue ultérieure de l'HRBNS. Le tableau 12 ci-dessous présente le récapitulatif des résultats de tous les tests en fonction de la visite, du statut atopique et de la filière de formation.

Table 12 : Evolution des paramètres d'inflammation au cours du suivi chez tous les sujets et comparaison de ces paramètres entre les sujets présents à la première et la quatrième visites.

Paramètres	V1 (n=441)	V2 (n=315)	V3 (n=381)	V4 (n=351)	V1 présents à V4 (n=351)	p V1 vs. V4 (n=351)
Symptômes (%)						
Rhinite	34.2 % (151)	20.3 % (64)	22.1 % (84)	24.2 % (85)	33.9 % (119)	0.005
Asthma-like symptoms	4.1 % (18)	7.3 % (23)	8.7 % (33)	8.6 % (30)	4.0 % (14)	0.013
Skin prick tests (%)						
Allergènes communs	33.4 % (141)			35.7 % (123)	33.5 % (117)	p>0.5
Allergènes professionnels (total)	4.9 % (22)			9.9% (33)	4.4 % (12)	0.015
boulangers	10.7 % (13)			13.5 % (16)	7.7 % (7)	0.23
pâtissiers	5.6 % (5)			9.4 % (8)	2.9 % (2)	0.11
coiffeurs	3.0 % (4)			6.4 % (9)	2.7 % (3)	0.17
Incidence HRBNS (%) * - Total	-	6.6 % (20)	10.9 % (38)	6.3 % (18)	-	
Atopie (total)	-	9.7 % (9)	17.4 % (19)	7.1 % (6)	-	
boulangers	-	15.4 % (6)	20.0 % (7)	3.7 % (1)	-	
pâtissiers	-	7.7 % (2)	18.9 % (7)	11.1 % (3)	-	
coiffeurs	-	3.6 % (1)	13.5 % (5)	6.7 % (2)	-	
Non atopie (total)	-	5.4 % (11)	8.3 % (19)	6.0 % (12)	-	
boulangers	-	6.3 % (4)	9.2 % (7)	7.5 % (5)	-	
pâtissiers coiffeurs	-	8.3 % (4)	6.3 % (3)	2.4 % (1)	-	

110

	3.3 % (3)	8.5 % (9)	6.6 % (6)	%	
FENO (ppb ; moyenne [ET])	18.4 [18.6]	18.7 [19.6]	21.2 [21.9]	19.0 [19.5]	19.4 [20.3]	p>0.5
Atopie (total)	28.3 [26.4]	28.9 [27.8]	31.3 [28.1]	26.0 [21.9]	30.5 [28.3]	p=0.26
boulangers	30.3 [30.6]	35.0 [31.8]	34.7 [28.2]	28.8 [23.3]	35.4 [33.2]	p>0.5
pâtissiers	28.6 [20.9]	24.2 [22.4]	35.9 [30.7]	29.5 [23.0]	29.1 [22.3]	p>0.5
coiffeurs	24.9 [25.4]	26.1 [26.7]	22.8 [23.9]	19.8 [18.5]	25.3 [27.0]	p=0.31
Non atopie (total)	13.8 [11.3]	13.9 [11.6]	16.3 [16.3]	15.6 [17.3]	14.0 [12.0]	p=0.25
boulangers	15.3 [14.6]	15.8 [12.8]	18.6 [25.0]	18.7 [27.4]	15.7 [15.6]	p>0.5
pâtissiers	14.1 [11.1]	14.5 [9.8]	17.0 [11.1]	16.8 [11.0]	14.3 [12.2]	p=0.13
coiffeurs	12.3 [7.3]	12.4 [11.5]	14.1 [7.6]	12.8 [8.0]	12.5 [7.5]	p>0.5
Présence d'éosinophiles dans le liquide de lavage nasal	13.0 % (52)	14.7 % (43)	10.2 % (34)	8.6 % (27)	13.9 % (44)	p=0.03
Atopie/Non Atopie	21.5 %/9.2 %	21.5 /11.9 %	19.8 %/4.6 %	18.9 %/3.4 %	23.2 %/9.8 %	p=0.44/p=0.008
> 10% de polynucléaires éosinophiles dans le liquide de lavage nasal	8.0 % (32)	7.9 % (23)	6.6 % (22)	5.7 % (18)	8.9 % (28)	p=0.13
Atopie/Non Atopie	14.1 %/5.3 %	15.1 %/4.6 %	13.5 %/3.2 %	14.2 %/1.4 %	15.2 %/6.1 %	p>0.5 / p=0.01

* Nouveaux cas d'HRB telle que définie dans l'étude

3.10.1. Caractère "prédictif de l'HRB" des autres tests.

Pour étudier le caractère prédictif des tests, la corrélation entre les différentes variables (symptômes, sensibilisation allergénique, la FENO, la présence ou non de polynucléaires éosinophiles dans le liquide de lavage nasal) et l'HRB a été recherchée à la visite d'apparition de l'HRB (puis respectivement, à la visite précédente et, si elle existe, à la visite « pré-visite précédente celle de l'HRB). Pour ces analyses, les 24 sujets qui ont eu uniquement la première visite ont été exclus. Le tableau ci-dessous montre les valeurs de p de la mesure d'association entre l'HRB et les autres paramètres à ces différentes visites. L'association brute (sans prise en compte des facteurs de confusion et d'interaction) entre la survenue de l'HRB et les symptômes, la sensibilisation allergénique et la présence ou non d'éosinophiles dans le liquide du lavage nasal a été testée par le test du chi2 d'indépendance et le T-test pour la FENO après transformation log.

Table 13: Prédiction de l'apparition d'une HRB par les autres tests : corrélation à la même visite et prédiction à une visite antérieure

Test	Même visite	Visite antérieure	Pré-visite antérieure
Rhinite	p>50 %	p=23.6 %	p>50 %
Atopie	p>50 %	p>50 %	p=17.4 %
Non atopie	p>50 %	p=7.0 %	p>50 %
Asthma-like symptoms	p>50 %	**p=9.1 %**	p>50 %
Atopie	p>50 %	p=46.3 %	p=24.1 %
Non atopie	p>50 %	p=13.1 %	p>50 %
Sensibilisation aux allergènes professionnels	**p=2.6 %**		
Atopie	p>50 %		
Non atopie	**p=0.2 %**		
FENO	**p=1.9 %**	**p=7.9 %**	p>50 %
Atopie	p=11.1 %	p=8.6 %	p>50 %
Non atopie	p=33.4 %	p=10.6 %	p=21.3 %
Présence d'éosinophiles dans le liquide de lavage nasal	**p=2.5 %**	p>50 %	p>50 %
Atopie	p=42.6 %	p=46.4 %	p=16.7 %
Non atopie	p=7.5 %	p>50 %	p=11.4 %

Sur ces données brutes (sans prise en compte du tabac, de l'atopie, de la filière de formation), la sensibilisation aux allergènes professionnels (surtout chez les non-atopiques), la présence de polynucléaires éosinophiles dans le liquide de lavage nasal et le monoxyde d'azote exhalé semblent être corrélés à l'HRB (même visite) alors que la mesure du monoxyde d'azote exhalé et les symptômes évocateurs semblent être liés à l'HRB à la visite précédant celle de son apparition (caractère prédictif). Ces différentes variables ont été introduites dans un modèle de régression logistique afin de prendre en compte les différentes interactions ainsi que les facteurs de confusion liées aux caractéristiques individuelles (sexe, tabagisme, atopie, filière de formation). Les résultats déjà présentés dans le tableau 4 de l'article (*Increase of exhaled nitric oxide is associated with bronchial hyperresponsiveness among apprentices*) confirment l'association entre FENO et l'incidence de l'HRBNS et suggèrent ainsi le caractère prédictif de ce test.

4. Discussion

Les différents points abordés dans cette discussion ont pour la plupart été discutés dans la discussion des articles figurant dans ce manuscrit. Nous revenons sur les grandes lignes de cette discussion mais en insistant surtout sur les aspects non encore discutés dans les articles tels que : les symptômes, les hypothèses explicatives de la différence dans la cinétique d'apparition de l'HRBNS en fonction de la filière de formation ; et le lavage nasal.

Nous avons conduit une étude prospective au sein d'une population d'apprentis boulangers, pâtissiers et coiffeurs, trois populations à risque d'asthme professionnel (AP). Le suivi a constitué en la recherche de manifestations d'une inflammation des voies aériennes (IVA) qui est le mécanisme princeps du processus conduisant au développement de l'AP. Le principal objectif de cette étude était de déterminer à partir d'une batterie de tests non invasifs d'exploration de l'atteinte de la fonction respiratoire d'origine inflammatoire allergique, ceux qui, faciles à mettre en œuvre dans un cadre professionnel, pouvaient permettre d'explorer les phases précoces du développement de l'IVA et surtout de « prédire » la survenue de cette inflammation chez un sujet récemment exposé à des agents sensibilisants respiratoires dans un contexte professionnel. Le suivi a consisté en 4 visites à respectivement 3, 6, 15, 18 mois après le début de l'apprentissage.

Nos résultats montrent que : (i) autant pour les agents de faible poids moléculaire (coiffure) que de haut poids moléculaire (boulangers et pâtissiers), la survenue de l'inflammation des voies aériennes est précoce chez certains apprentis (déjà à la deuxième visite correspondant six mois d'exposition) ; (ii) pour les agents de faible poids moléculaire, l'incidence de l'IVA varie peu et croit progressivement de la deuxième à la quatrième visites, alors que pour les agents de haut poids moléculaire, cette incidence est d'emblée forte et diminue progressivement de la troisième à la quatrième visites ; pour l'ensemble des sujets, le taux d'incidence est plus fort à la deuxième visite et décroît lentement de la troisième à la quatrième visite ; (iii) l'augmentation du monoxyde d'azote depuis le début de l'exposition est très associée à l'apparition d'une hyperréactivité bronchique ; (iv) l'atopie chez les boulangers et pâtissiers (agents de poids moléculaire élevé) au début de l'apprentissage et la sensibilisation aux persulfates alcalins à la fin de l'étude chez les coiffeurs (agent de faible poids moléculaire) sont associées à l'apparition d'une HRBNS ; (v) les symptômes évocateurs d'asthme sont également associés à l'HRBNS mais de manière non significative, probablement par manque de puissance ; (vi) le pourcentage des polynucléaires éosinophiles par rapport au nombre total de polynucléaires dans le liquide de lavage nasal n'est pas associé à l'HRBNS ; (vi) il n'est pas trouvé de lien entre l'incidence d'une HRBNS et la filière de formation, le sexe ou le statut tabagique.

Afin d'obtenir ces résultats, nous avons mis en oeuvre un protocole qui mérite d'être discuté sur certains points.

4.1. Mode de recrutement et examens médicaux

La procédure de recrutement, à chaque rentrée, à impliqué information dans les CFA, envoi de la lettre d'information et du recueil de consentement, rappel téléphonique des parents qui n'ont pas donné de réponse au bout d'un mois, renvoi à nouveaux de documents complémentaires, vérification et validation des consentements puis convocation des jeunes compte tenu de leur emploi du temps de présence dans les CFA. L'accomplissement nécessaire de ces différentes tâches a fait que les nouveaux sujets inclus dans l'étude sont vus en général pour leur première visite environ trois mois après le début de l'apprentissage, ce qui correspond à une période d'exposition qui n'est pas négligeable. Ceci pourrait expliquer la présence de jeunes apprentis avec hyperréactivité bronchique non spécifique à la métacholine dès la première visite (prévalence de 6,1 %) même si la prévalence d'hyperréactivité bronchique dans la population générale peut parfois dépasser cette proportion [163]. Parmi ces sujets, indépendamment de la filière de formation, les atopiques représentent la plus grande proportion (61 %), confirmant le rôle de l'atopie comme facteur de risque de l'inflammation des voies aériennes, surtout pour les agents de poids moléculaire élevé. En prenant en compte la filière de formation, la proportion de coiffeurs est plus importante parmi les sujets atopiques réactifs à la première visite, et est non négligeable chez les sujets non atopiques. Ces différents éléments suggèrent que même si le mécanisme de sensibilisation pour les agents de faible poids moléculaire reste encore inconnu [21], ces agents pourraient être à l'origine de la survenue d'une hyperréactivité précoce des voies aériennes, tant chez les sujets atopiques que chez les non atopiques mais avec une prédominance chez les premiers. Cette hypothèse pourrait être soutenue par la survenue assez précocement de la sensibilisation aux allergènes professionnels observée à la première visite (4,9%), pour les agents de haut poids comme pour ceux de bas poids moléculaires. Cette sensibilisation pour les agents de haut poids moléculaire peut être expliquée par un mécanisme de type IgE à l'origine d'une réponse allergénique immédiate [9]. Pour les agents de bas poids moléculaire, le mécanisme reste inconnu [9] même si des auteurs ont avancé l'hypothèse de la formation d'haptènes après liaison de ces agents (qui sont de petites molécules) avec des protéines sériques, permettant ainsi d'obtenir des corps de poids moléculaires suffisamment élevés pour entraîner une réponse immunologique [9]. Certains auteurs avaient émis l'hypothèse de l'existence d'une réponse du système immunitaire par stimulation directe des lymphocytes avec production des lymphokines sans nécessité de production d'IgE spécifiques par des agents de faible poids moléculaire tels que le toluène diisocyanate et le cèdre rouge occidental [164, 165].

Ce mode de recrutement des volontaires a permis d'obtenir un taux de participation de 24 % parmi les sujets invités à participer à l'étude. Les motifs de non participation étaient le refus (des parents ou des apprentis) ou le non respect des critères d'inclusion. Dans une étude au sein d'une population de 346 apprentis boulangers conduite par Skjold et al., en 2007 ; 54 % des sujets invités pour participer à l'étude ont eu la première visite [166]. Cette différence avec le taux de participation de notre étude ne peut être liée à la nature des examens médicaux qui sont presque les mêmes dans les deux études à la seule différence que les ventilations lentes ont été réalisées uniquement dans notre étude et la recherche des IgE spécifiques (nécessitant une prise de sang) uniquement dans l'étude de Skjold. Le faible taux de participation dans notre étude peut avoir plusieurs explications : (i) plusieurs volontaires avaient des antécédents actuels ou passés d'asthme ou signalaient des expositions antérieures non négligeables à des agents sensibilisants respiratoires (exemple des apprentis qui ont eu des contrats de préapprentissage et ceux qui aidaient leurs parents professionnels du domaine) ; (ii) certains apprentis et/ou leurs employeurs estimaient que c'était une perte de temps que de passer toute une journée au centre d'investigations cliniques pour réaliser des tests ; (iii) malgré les explications données sur les objectifs de l'étude pendant les séances d'information et via la lettre d'information envoyée au domicile, certains apprentis et leurs parents craignaient d'être obligés de quitter leur secteur d'activité une fois que des problèmes de santé auraient été détectés au cours de l'étude. Skjold et al., avaient rapporté les mêmes causes au refus de participer à leur étude en plus de la peur de la douleur liée à la prise de sang, mais également de la longueur de la durée de suivi qui était chez eux de trois années [166].

4.2. Le taux d'abandon

Le taux d'abandon dans notre étude est de 20 % pour un suivi à 18 mois. Ce taux relativement faible est acceptable et témoigne de l'acceptabilité bonne des examens médicaux mis en œuvre. Les sujets perdus de vue ont été contactés par téléphone pour remplir le questionnaire destiné à recueillir en plus des caractéristiques individuelles les motifs d'arrêt de l'étude. Ces sujets ont été comparés sur des caractéristiques cliniques et individuelles avec les sujets qui ont été suivis à terme afin d'éliminer des biais de sélection liés à l'effet du « travailleur sain » déjà rapporté par plusieurs auteurs [22, 23]. La seule différence entre ces deux populations est la proportion de fumeurs qui est plus importante chez les perdus de vue. Ce qui prouve l'absence de l'effet du « travailleur sain ». Dans l'étude de Skjold sur 114 apprentis boulangers vus pour la première fois 4 mois après le début de leur apprentissage, le taux d'abandon était de 23,7 % pour un suivi à 20 mois [166]. Le faible taux d'abandon dans notre étude pourrait également être lié à la nature et l'acceptabilité des examens médicaux proposés. Seul le lavage nasal avec des contre-indications formelles (épistaxis dans les 48h, allergie au latex) et des recommandations (test non réalisé en cas de rhinites infectieuses avec hyper sécrétions muqueuses) avait rencontré 3 % de refus de la part des sujets qui le trouvaient « désagréable ».

4.3. Les symptômes

Dans notre étude, la rhinite n'est pas associée à la survenue de l'HRB au cours du suivi à 18 mois après le début de l'apprentissage. Dans des études antérieures, il a été rapporté que la rhinite ou rhinoconjonctivite liée à l'environnement professionnel précéderait l'AP autant pour les agents de bas que de haut poids moléculaires, même si les symptômes sont plus marqués pour les agents de poids moléculaire élevé [103, 104]. Mais son association avec l'HRB n'est pas démontrée. Pour preuve, la valeur prédictive de la rhinite sur la survenue d'un AP reste encore imprécise. Dans une étude longitudinale de suivi pendant 32 mois d'une cohorte d'apprentis exposés aux animaux de laboratoire, Gautrin et al., ont montré que l'apparition d'une rhinite professionnelle avait une valeur prédictive positive de 11 % pour l'AP [105]. Cependant, environ 20 % des sujets développant une rhinite professionnelle présentaient une augmentation concomitante de la réactivité bronchique non spécifique, suggérant l'apparition d'un asthme à un stade préclinique [106]. Dans notre étude, les symptômes évocateurs d'asthme sont associés à l'apparition d'une HRB mais ne sont pas significatifs par manque

117

de puissance statistique. Le taux d'incidence des "asthma-like symptoms" est passé à 9,1 cas par 100 personne-années (respectivement 8,3 ; 11,8 ; 8,5 cas par 100 personne-années pour les boulangers, pâtissiers et coiffeurs). Dans l'étude à 20 mois de suivi de 114 apprentis boulangers danois, Skjold et al. ont récemment estimé un taux d'incidence de "asthma-like symptoms" de 10,0 cas par 100 personnes-années [39]. Ce taux est dans la fourchette de 3,6 à 17,1 cas par 100 personnes-années retrouvée dans des études relativement récentes sur des apprentis boulangers [34, 161, 167]. Dans l'étude de De Zotti, le taux d'incidence de symptômes respiratoires était seulement de 3,6 cas pour 100 personnes-années. L'explication la plus plausible, déjà rapportée par Skjold, est que les apprentis boulangers dans l'étude de De Zotti étaient systématiquement exclus du suivi dès qu'apparaissait n'importe quel symptôme [39].

4.4. Hyperréactivité bronchique non spécifique à la métacholine

Chez les sujets exposés à des agents de poids moléculaire élevé (boulangers et pâtissiers), l'incidence de l'HRB est maximale au bout de sept mois (deuxième visite) puis diminue progressivement de la troisième à la quatrième visite alors que pour les agents de bas poids moléculaire (coiffeurs), l'incidence est croissante jusqu'à la quatrième visite où est la plus forte. Ce phénomène peut tenir à la différence des mécanismes de sensibilisation liée à la nature de chaque type d'agent (comme déjà signalé plus haut). L'état inflammatoire des bronches décelé par ce test est probablement lié à un mécanisme immuno-allergique avec production de cellules et de marqueurs protéiniques inflammatoires. Pour les agents de poids moléculaire élevé dont le mécanisme est de type IgE, la survenue de l'HRBNS à la métacholine est précoce avec une incidence maximale vers le sixième mois, une évolution vers une stabilisation et une diminution progressive entre le douzième et le quinzième mois, traduisant une rapidité dans la réponse immunologique à l'origine de la production des marqueurs de l'inflammation. Pour les agents de bas poids moléculaire (persulfates alcalins dans notre étude), la lenteur de la réaction inflammatoire pourrait être due à la petite taille des molécules qui ont besoin de se combiner à des protéines plasmatiques pour former des haptènes et acquérir la taille et la conformation stérique nécessaires pour stimuler une réponse IgE avec production secondairement des cellules et marqueurs de l'inflammation qui au niveau bronchique peuvent traduire cette HRBNS. La rapidité d'augmentation de l'incidence de l'HRBNS avec ces molécules de petite taille serait ainsi secondaire à la rapidité de formation des haptènes, elle-même dépendant de la disponibilité des protéines sériques ; ce qui introduirait une notion de variabilité individuelle. D'autres études autant sur le plan fondamental qu'épidémiologique sont nécessaires pour valider ces hypothèses.

Un des points forts de notre étude est la définition de l'hyperréactivité bronchique. Classiquement, dans les études épidémiologiques, la définition utilisée est la chute du VEMS de base d'au moins 20 %. Notre façon de définir un cas incident de HRB permet de prendre en compte les sujets qui aggravent de façon significative leur état inflammatoire sans avoir une chute du VEMS de 20 %. L'intérêt de la prise en compte de ces sujets tient du fait qu'on peut faire l'hypothèse que si le suivi avait duré plus de 18 mois, ces sujets auraient connu cette chute d'au moins 20 % de leur VEMS de base. Dans notre étude, c'est la moyenne de l'aggravation (0,10) de la pente dose-réponse chez les sujets dont le VEMS a chuté d'au moins 20%, qui a été appliquée aux sujets qui ont connu une chut d'au moins 15 % de leur VEMS de base. Cette définition, si elle est validée par d'autres études, pourrait être proposée pour de futures études épidémiologiques et pour la surveillance des travailleurs car elle permettrait de détecter l'HRBNS avant même la survenue une chute du VEMS de base de 20 %.

Parmi les caractéristiques individuelles des sujets (sexe, tabagisme, atopie), seule l'atopie à l'entrée de l'étude chez les boulangers et pâtissiers, est facteur de risque de la survenue de l'HRBNS à un moment donné du suivi. Même si pour certains auteurs, la cigarette augmenterait le risque de sensibilisation aux agents de poids moléculaire élevé [21] et ne l'augmenterait pas pour les agents de bas poids moléculaire [168], le rôle de la cigarette comme facteur de risque de survenue d'HRB n'est pas encore établi dans la littérature. Comme le montrent nos résultats sur le rôle de l'atopie dans la survenue de l'HRBNS chez les atopiques boulangers et pâtissiers en début de formation, de nombreuses études (aux méthodologies différentes) avaient déjà démontré que l'existence d'un terrain atopique augmente fortement le risque de développer une sensibilisation IgE-médiée et un asthme à l'égard des agents de poids moléculaire élevé, telles que les céréales [34, 38, 169], les enzymes [74, 75], Le latex naturel [34] et les animaux de laboratoire [34, 76, 77].

4.5. L'atopie et la sensibilisation aux allergènes professionnels

La prévalence de l'atopie au cours du suivi n'a pas changé (p>50 % entre V1 et V4). Ce résultat est en accord avec les taux antérieurement rapportés dans des études européennes sur le même type de population. Ainsi des prévalences entre 29 % et 34 % avaient déjà rapportées [32, 39, 90, 170], alors qu'au Canada, des taux plus élevés, allant de 47 % à 55 %, ont été rapportés dans les études de Gautrin et al., [34, 171]. Comme déjà rapporté dans la littérature [32, 39, 161], le rôle de l'atopie comme facteur de risque de sensibilisation aux allergènes professionnels a été confirmé dans notre étude.

A la première visite, 22 sujets représentant 4,9 % (13 boulangers, 5 pâtissiers et 4 coiffeurs) présentaient déjà une sensibilisation aux allergènes professionnels. Tous ces sujets ont eu leur première visite environ trois mois après le début de l'apprentissage. La plus forte proportion de sensibilisation aux allergènes professionnels à la première visite (81.9 %) se retrouve chez les sujets exposés aux agents de poids moléculaire élevé. Ce qui confirme les hypothèses initialement annoncées concernant les mécanismes de sensibilisation en jeu compte tenu de la nature de l'agent. Gautrin et al ; dans une étude longitudinale sur des apprentis exposés à des animaux de laboratoire avaient obtenu un taux élevé de sensibilisation aux allergènes professionnels à la première visite, cette visite ayant eu lieu environ trois mois après le début de l'apprentissage [36]. Mais ces résultats montrent également la précocité de l'installation de la sensibilisation aux agents de bas poids moléculaire chez certains sujets. Dans une étude longitudinale de deux ans d'apprentis boulangers, Walusiak et al., [161] obtiennent une prévalence de la sensibilisation aux allergènes professionnels à l'entrée de la formation de 1,7% alors Skjold et al. obtiennent une prévalence de 0,5 % à 4 mois du début de l'apprentissage sur une population d'apprentis boulangers suivis pendant 20 mois [39]. Comme dans notre étude, des taux relativement plus élevés (de l'ordre de 5 %) de sensibilisation aux allergènes professionnels ont été retrouvés au début de l'étude chez des sujets exposés aux agents de poids moléculaire élevé [90, 170, 171].

L'incidence cumulée de la sensibilisation aux allergènes professionnels est 9,9 % à 15 mois d'exposition dans notre étude. Dans l'étude de Skjold sur les apprentis boulangers danois (20 mois de suivi), elle était de 6,1 % [39]. Les auteurs expliquent cette faible incidence par la faible sensibilité des extraits allergéniques [39].

4.6. Le lavage nasal

Dans notre étude, le lavage nasal n'est pas associé à la survenue de l'HRB au cours du suivi. Le lavage nasal est une méthode récente de plus en plus proposée dans l'investigation des affections respiratoires allergiques d'origine professionnelle. Mais la plupart des études sur l'utilisation de cette méthode sont de type transversal et se sont souvent intéressées à des sujets présentant déjà un asthme professionnel ou d'autres affections respiratoires professionnelles [153, 172-176], alors que notre étude est de type longitudinale et s'est intéressée à de jeunes apprentis sans exposition antérieure. Ces études antérieures ont révélé des différences au niveau cellulaire et/ou moléculaire soit entre des sujets présentant une affection respiratoire allergique d'origine professionnelle et d'autres sujets qui en sont indemnes [153, 173, 175], soit entre des sujets exposés et non exposés à des agents sensibilisants respiratoires [174]. Notre étude, quant à elle, s'est seulement intéressée à l'aspect cellulaire en comptant uniquement les polynucléaires éosinophiles dans le liquide de lavage nasal. Des travaux ont montré que les polynucléaires basophiles [153, 173, 175] et des marqueurs protéiniques tels que le taux d'albumine [153, 175] ; de mastocyte-tryptases, de protéines éosinophiliques cationiques [175] et beaucoup plus récemment de Il-18 (dont les auteurs expliquaient l'augmentation dans le liquide de lavage nasal chez des boulangers ayant un AP par l'augmentation concomitante de polynucléaires basophiles) [173] sont de bons marqueurs d'inflammation des voies aériennes. Des études longitudinales ultérieures, avec à la fois la recherche de marqueurs cellulaires que moléculaires, sont nécessaires pour explorer l'aptitude de cette méthode à prédire l'apparition ou non de l'HRB chez des sujets nouvellement exposés à des agents connus pour induire l'AP. Mais comme l'ont montré les études sus citées, nos résultats montrent que le lavage nasal est un marqueur d'inflammation éosinophilique car les proportions d'éosinophiles sont plus élevées chez les sujets atopiques.

4.7. La mesure du monoxyde d'azote exhalé et son évolution

Le monoxyde d'azote exhalé est significativement plus élevé à la quatrième visite chez les sujets ayant présenté une HRBNS. Le résultat le plus intéressant est que son augmentation depuis le début de l'exposition est associée à l'apparition d'une HRBNS. Cette augmentation est plus importante chez les sujets non-atopiques. Ces résultats sont originaux car il n'existe pas à ce jour d'étude longitudinale sur l'aptitude du monoxyde d'azote à « prédire » la survenue de l'HRBNS chez des sujets nouvellement exposés à des agents connus pour induire l'AP. La plupart des études antérieures publiées sont transversales et investiguent l'asthme ou des symptômes respiratoires en rapport avec une exposition à des sensibilisants respiratoires. Ainsi, Steerenberg et al, 2003, ont montré au cours d'une étude transversale chez des enfants âgés de 7 à 12 ans, qu'une augmentation relative de 1,55 ppb du NOE était associée à la présence d'une HRBNS chez les sujets atopiques, mais pas chez les non-atopiques [177]. Ces résultats semblent être en contradiction avec les nôtres qui montrent que le lien entre l'augmentation du NOE et l'apparition de l'HRBNS est plus fort chez les sujets non-atopiques mais les méthodes utilisées dans les deux études ne sont pas les mêmes. Steerenberg et al, 2003, à partir d'une étude transversale, ont comparé le NOE entre des sujets (plus jeunes) avec ou sans symptômes, HRBNS ou non, et hyper-éosinophilie ou non ; alors que dans notre étude les sujets ont été comparés à eux-mêmes entre le début de l'exposition et le moment de survenue de l'HRBNS. Les résultats de notre étude sont en accord avec ceux d'autres études antérieures qui avaient déjà rapporté des valeurs de NOE plus élevées chez les sujets atopiques. Piipari et al. [178] au cours d'une étude avec mesure du NOE chez des sujets soumis à des tests de provocation bronchique spécifique dans le but de diagnostiquer l'AP, ont montré que chez les sujets avec faibles niveaux du NOe de base (<14,5 ppb), et une brochoconstriction retardée, une augmentation importante du NOE était notée ; alors que, lorsque le niveau basal du NOE était élevé (>14,5 ppb) et la brochoconstriction importante, le NOE variait très peu et de façon non significative. Sur la base de ces éléments, nous pouvons conclure que ce test est très sensible pour l'évaluation de l'incidence de l'HRBNS chez les sujets nouvellement exposés avec un niveau de base de NOE bas autant chez les sujets atopiques que les non atopiques en faisant donc l'hypothèse que la différence observée dans l'augmentation du NOE entre sujets atopiques et sujets non-atopiques provient du fait que les niveaux de base du NOE sont beaucoup plus élevés chez les sujets atopiques.

L'attention doit être attirée sur l'appareil de mesure utilisé pour la mesure du NOE dont les contraintes de mesures permettent la fermeture du voile de palais en évitant ainsi une contamination du NOE par le NO nasal. Les concentrations du NO nasal sont relativement plus importantes comparativement à celles des voies aériennes inférieures chez l'homme [145, 179]; les concentrations les plus élevées ayant été rapportées dans les sinus paranasaux [150, 180]. La possibilité d'une contamination du NOE par le NO nasal a été rapportée dans un certain nombre d'articles [181-185]. Ainsi, une contamination importante du NOE par le NO nasal traduirait plutôt une origine haute des atteintes que celle des voies aériennes basses d'autant plus que le NO nasal a été proposé comme un marqueur de substitution de l'inflammation nasale dans la rhinite allergique [186-190] mais les résultats ne sont pas concluants pour l'instant [191].

Au cours de l'étude, certains sujets ont changé leurs habitudes vis-à-vis du tabac. Ces différents changements ont été notés à cause de l'influence de la cigarette sur les niveaux du NOE. Le statut tabagique des sujets au moment de la visite a été validé par la mesure du monoxyde carbone expiré (COe). Nos résultats montrent que le statut tabagique au moment de la mesure n'a pas d'influence sur l'évolution du NOE. Aucune étude à ce jour n'a rapporté l'influence du tabagisme sur l'évolution du NOE dans un contexte d'exposition professionnelle.

La filière de formation n'a pas non plus d'influence sur l'évolution du NOE. Les niveaux du NOE sont plus élevés chez les boulangers et pâtissiers mais cette différence pourrait être en relation avec l'inégale répartition des sexes dans les filières de formation ($p < 0.001$ en faveur des hommes pour la comparaison des niveaux du NOE entre sexe).

5. Conclusion, perspectives de prévention du risque professionnel et de recherche

Au vu des résultats de notre étude, les conclusions pour la prévention du risque et les perspectives suivantes peuvent être tirées :

➢ La mesure du monoxyde d'azote exhalé peut être considérée comme une méthode valide d'évaluation de l'inflammation des voies aériennes chez des sujets nouvellement exposés à des agents sensibilisants respiratoires. L'augmentation, depuis le début de l'exposition professionnelle, du niveau du monoxyde d'azote exhalé dont l'amplitude dépend du niveau basal peut constituer un élément important de surveillance de ces sujets. Une importante question qui mériterait d'être résolue est la détermination de la valeur moyenne qui pourrait traduire une augmentation significative, synonyme d'hyperréactivité bronchique. Des analyses sont en cours pour explorer cette piste.

➢ L'atopie chez les boulangers et pâtissiers (exposés à la farine et à d'autres agents de haut poids moléculaire) constitue un facteur de risque de survenue de l'inflammation des voies aériennes. Les sujets atopiques devraient donc être détectés au début de l'exposition afin de faire l'objet d'un suivi plus rapproché pour déceler assez précocement les éléments pouvant être associés à la survenue ultérieure de l'inflammation des voies aériennes.

➢ La sensibilisation aux persulfates alcalins (agent de faible poids moléculaire) peut être proposée comme élément de surveillance de l'inflammation des voies aériennes chez des sujets nouvellement exposés à ces agents.

➢ L'hypothèse de différence de mécanisme de sensibilisation pour expliquer la différence dans la cinétique d'apparition de l'hyperréactivité bronchique en fonction du type d'agent (HPM et BPM) devrait être confortée par d'autres études chez des sujets exposés à des agents professionnels différents de ceux utilisés dans notre étude. Nous avons émis des hypothèses de formation d'haptènes nécessaires à une réponse de type IgE pour les agents de bas poids moléculaire. La formation des ces haptènes nécessite probablement la présence de protéines sériques (spécifiques ?) libres, pouvant mettre en jeu des variabilités inter-idnviduelles (polymorphisme génétique, capital protidique, facteurs nutritionnels…etc.). Tous ces différents aspects sont des pistes de recherche qui méritent d'être explorées par des études ultérieures.

➢ Dans cette étude, nous avons considéré l'inflammation des voies aériennes mesurée par le test à la métacholine. Si l'hyperréactivité bronchique non spécifique à la métacholine est connue comme marqueur de l'inflammation des voies aériennes, rien ne permet de déterminer le nombre réel de sujets qui développeront l'AP parmi ceux qui ont eu une hyperréactivité bronchique non spécifique. Un suivi de cette cohorte serait nécessaire pour déterminer l'incidence dans le temps de l'AP. L'étude ABCD (déjà en cours) a pour principal objectif la détermination de l'incidence d'AP sur cette cohorte d'apprentis.

➢ Par ailleurs, l'asthme et les phénotypes qui lui sont associés (tels que l'hyperréactivité bronchique et l'atopie), sont des exemples de traits multifactoriels qui résultent des interactions de multiples facteurs génétiques et environnementaux. Or, la plupart des études concernant les facteurs génétiques de l'asthme prennent en compte les enfants, et dans le domaine de l'AP, peu s'intéressent à des jeunes apprentis nouvellement exposés. En vue distinguer les polymorphismes génétiques, en rapport avec la survenue de l'HRB chez les mêmes apprentis, le projet MIBAP-Polygène amendé au protocole de base, a pour objectif d'explorer les polymorphismes génétiques de certains gènes candidats (Il 1 alpha, Il 1 beta, Il 4, Il 5, Il 13, TNF alpha) impliqués dans la physiopathologie de l'inflammation et du recrutement cellulaire.

6. Références

1. Makino, S., et al., *Definition, diagnosis, disease types, and classification of asthma.* Int Arch Allergy Immunol, 2005. **136 Suppl 1**: p. 3-4.

2. *From the Centers for Disease Control and Prevention. Availability of Work-Related Lung Disease Surveillance Report, 1999.* Jama, 2000. **283**(15): p. 1955.

3. Vandenplas, O., K. Toren, and P.D. Blanc, *Health and socioeconomic impact of work-related asthma.* Eur Respir J, 2003. **22**(4): p. 689-97.

4. Ameille, J., et al., *[Epidemiology and etiologic agents of occupational asthma].* Rev Mal Respir, 2006. **23**(6): p. 726-40.

5. Chan-Yeung, M., *Assessment of asthma in the workplace. ACCP consensus statement. American College of Chest Physicians.* 1995. p. 1084-1117.

6. Ameille, J., et al., *Consequences of occupational asthma on employment and financial status: a follow-up study.* Eur Respir J, 1997. **10**(1): p. 55-8.

7. Ameille, J., et al., *Reconnaissance et réparation des asthmes professionnels.* Rev Mal Respir 2000. **17**: p. 1025-97.

8. Larbanois, A., et al., *Socioeconomic outcome of subjects experiencing asthma symptoms at work.* Eur Respir J, 2002. **19**(6): p. 1107-13.

9. Malo, J.L., et al., *Asthme professionnel avec et sans période de latence.* Encycl Méd Chir, 2000. **6-039-V-10**: p. 7p.

10. Liss, G.M., et al., *Preliminary report of mortality among workers compensated for work-related asthma.* Am J Ind Med, 1999. **35**(5): p. 465-71.

11. Liss, G.M., et al., *Hospitalization among workers compensated for occupational asthma.* Am J Respir Crit Care Med, 2000. **162**(1): p. 112-8.

12. Leigh, J.P., et al., *Costs of occupational COPD and asthma.* Chest, 2002. **121**(1): p. 264-72.

13. Mannino, D.M., et al., *Surveillance for asthma--United States, 1960-1995.* MMWR CDC Surveill Summ, 1998. **47**(1): p. 1-27.

14. Friedman-Jimenez, G., et al., *Clinical evaluation, management, and prevention of work-related asthma.* Am J Ind Med, 2000. **37**(1): p. 121-41.

15. Humbert, M., et al., *IL-4 and IL-5 mRNA and protein in bronchial biopsies from patients with atopic and nonatopic asthma: evidence*

against "intrinsic" asthma being a distinct immunopathologic entity. Am J Respir Crit Care Med, 1996. **154**(5): p. 1497-504.

16. Djukanovic, R., et al., *Mucosal inflammation in asthma.* Am Rev Respir Dis, 1990. **142**(2): p. 434-57.

17. Chan-Yeung, M. and A. Desjardins, *Bronchial hyperresponsiveness and level of exposure in occupational asthma due to western red cedar (Thuja plicata). Serial observations before and after development of symptoms.* Am Rev Respir Dis, 1992. **146**(6): p. 1606-9.

18. Brooks, S.M., M.A. Weiss, and I.L. Bernstein, *Reactive airways dysfunction syndrome (RADS). Persistent asthma syndrome after high level irritant exposures.* Chest, 1985. **88**(3): p. 376-84.

19. Brooks, S.M., M.A. Weiss, and I.L. Bernstein, *Reactive airways dysfunction syndrome. Case reports of persistent airways hyperreactivity following high-level irritant exposures.* J Occup Med, 1985. **27**(7): p. 473-6.

20. Hoppin, J.A., et al., *Pesticides associated with wheeze among commercial pesticide applicators in the Agricultural Health Study.* Am J Epidemiol, 2006. **163**(12): p. 1129-37.

21. Mapp, C.E., et al., *Occupational asthma.* Am J Respir Crit Care Med, 2005. **172**(3): p. 280-305.

22. Iwatsubo, Y., et al., *Healthy worker effect and changes in respiratory symptoms and lung function in hairdressing apprentices.* Occup Environ Med, 2003. **60**(11): p. 831-40.

23. Le Moual, N., S.M. Kennedy, and F. Kauffmann, *Occupational exposures and asthma in 14,000 adults from the general population.* Am J Epidemiol, 2004. **160**(11): p. 1108-16.

24. Becklake, M., J.L. Malo, and M. Chan-Yeung, *Epidemiological approaches in occupational asthma,* in *Asthma in the workplace,* C.-Y.M. Bernstein IL, Malo JL, Bernstein DI, Editor. 1999: New York. p. 27-65.

25. Vandenplas, O., et al., *Prevalence of occupational asthma due to latex among hospital personnel.* Am J Respir Crit Care Med, 1995. **151**(1): p. 54-60.

26. Mitchell, C.A. and B. Gandevia, *Respiratory symptoms and skin reactivity in workers exposed to proteolytic enzymes in the detergent industry.* Am Rev Respir Dis, 1971. **104**(1): p. 1-12.

27. Venables, K.M., et al., *Interaction of smoking and atopy in producing specific IgE antibody against a hapten protein conjugate.* Br Med J (Clin Res Ed), 1985. **290**(6463): p. 201-4.

28. Venables, K.M., et al., *Smoking and occupational allergy in workers in a platinum refinery.* Bmj, 1989. **299**(6705): p. 939-42.

29. Popin, E., M.C. Kopferschmitt, and G. Pauli, *Asthme aux isocyanates,* in *l'asthme professionnel,* M. Orange, Editor. 1999, Bessot JL, Pauli G: Paris. p. 315-30.

30. Vandenplas, O., et al., *What are the questionnaire items most useful in identifying subjects with occupational asthma?* Eur Respir J, 2005. **26**(6): p. 1056-63.

31. Chan-Yeung, M., et al., *Proceedings of the first Jack Pepys Occupational Asthma Symposium.* Am J Respir Crit Care Med, 2003. **167**(3): p. 450-71.

32. Jacobs, J.H., et al., *Wheat allergen exposure and the prevalence of work-related sensitization and allergy in bakery workers.* Allergy, 2008. **63**(12): p. 1597-604.

33. Akpinar-Elci, M., A.H. Cimrin, and O.C. Elci, *Prevalence and risk factors of occupational asthma among hairdressers in Turkey.* J Occup Environ Med, 2002. **44**(6): p. 585-90.

34. Gautrin, D., et al., *Incidence and determinants of IgE-mediated sensitization in apprentices. A prospective study.* Am J Respir Crit Care Med, 2000. **162**(4 Pt 1): p. 1222-8.

35. Archambault, S., et al., *Incidence of sensitization, symptoms, and probable occupational rhinoconjunctivitis and asthma in apprentices starting exposure to latex.* J Allergy Clin Immunol, 2001. **107**(5): p. 921-3.

36. Gautrin, D., et al., *Incidence and host determinants of probable occupational asthma in apprentices exposed to laboratory animals.* Am J Respir Crit Care Med, 2001. **163**(4): p. 899-904.

37. De Zotti, R. and M. Bovenzi, *Prospective study of work related respiratory symptoms in trainee bakers.* 2000. p. 58-61.

38. Cullinan, P., et al., *Allergen and dust exposure as determinants of work-related symptoms and sensitization in a cohort of flour-exposed workers; a case-control analysis.* Ann Occup Hyg, 2001. **45**(2): p. 97-103.

39. Skjold, T., et al., *The incidence of respiratory symptoms and sensitisation in baker apprentices.* Eur Respir J, 2008. **32**(2): p. 452-9.

40. Albin, M., et al., *Incidence of asthma in female Swedish hairdressers.* Occup Environ Med, 2002. **59**(2): p. 119-23.

41. Vandenplas, O., et al., *[The epidemiology of occupational asthma in Belgium].* Rev Mal Respir, 2005. **22**(3): p. 421-30.

42.   Baur, X., P. Degens, and K. Weber, *Occupational obstructive airway diseases in Germany.* Am J Ind Med, 1998. **33**(5): p. 454-62.

43.   Karjalainen, A., et al., *Incidence of occupational asthma by occupation and industry in Finland.* Am J Ind Med, 2000. **37**(5): p. 451-8.

44.   Toren, K., *Self reported rate of occupational asthma in Sweden 1990-2.* Occup Environ Med, 1996. **53**(11): p. 757-61.

45.   Matte, T.D., et al., *Surveillance of occupational asthma under the SENSOR model.* Chest, 1990. **98**(5 Suppl): p. 173S-178S.

46.   McDonald, J.C., et al., *Incidence by occupation and industry of acute work related respiratory diseases in the UK, 1992-2001.* Occup Environ Med, 2005. **62**(12): p. 836-42.

47.   Meredith, S.K., V.M. Taylor, and J.C. McDonald, *Occupational respiratory disease in the United Kingdom 1989: a report to the British Thoracic Society and the Society of Occupational Medicine by the SWORD project group.* Br J Ind Med, 1991. **48**(5): p. 292-8.

48.   Ameille, J., et al., *Reported incidence of occupational asthma in France, 1996-99: the ONAP programme.* Occup Environ Med, 2003. **60**(2): p. 136-41.

49.   Kopferschmitt-Kubler, M.C., et al., *Occupational asthma in France: a 1-yr report of the observatoire National de Asthmes Professionnels project.* Eur Respir J, 2002. **19**(1): p. 84-9.

50.   Gannon, P.F. and P.S. Burge, *A preliminary report of a surveillance scheme of occupational asthma in the West Midlands.* Br J Ind Med, 1991. **48**(9): p. 579-82.

51.   Gannon, P.F. and P.S. Burge, *The SHIELD scheme in the West Midlands Region, United Kingdom. Midland Thoracic Society Research Group.* Br J Ind Med, 1993. **50**(9): p. 791-6.

52.   Contreras, G.R., R. Rousseau, and M. Chan-Yeung, *Occupational respiratory diseases in British Columbia, Canada in 1991.* Occup Environ Med, 1994. **51**(10): p. 710-2.

53.   Provencher, S., F.P. Labreche, and L. De Guire, *Physician based surveillance system for occupational respiratory diseases: the experience of PROPULSE, Quebec, Canada.* Occup Environ Med, 1997. **54**(4): p. 272-6.

54.   Bena, A., A. D'Errico, and D. Mirabelli, *[A system for the active surveillance of occupational bronchial asthma: the results of 2 years of activity of the PRiOR program].* Med Lav, 1999. **90**(4): p. 556-71.

55.   Esterhuizen, T.M., E. Hnizdo, and D. Rees, *Occurrence and causes of occupational asthma in South Africa--results from SORDSA's*

Occupational Asthma Registry, 1997-1999. S Afr Med J, 2001. **91**(6): p. 509-13.

56. Elder, D., et al., *Surveillance of Australian workplace Based Respiratory Events (SABRE): notifications for the first 3.5 years and validation of occupational asthma cases.* Occup Med (Lond), 2004. **54**(6): p. 395-9.

57. Arif, A.A., et al., *Prevalence and risk factors of work related asthma by industry among United States workers: data from the third national health and nutrition examination survey (1988-94).* Occup Environ Med, 2002. **59**(8): p. 505-11.

58. Jaakkola, J.J., R. Piipari, and M.S. Jaakkola, *Occupation and asthma: a population-based incident case-control study.* Am J Epidemiol, 2003. **158**(10): p. 981-7.

59. Karjalainen, A., et al., *Work is related to a substantial portion of adult-onset asthma incidence in the Finnish population.* Am J Respir Crit Care Med, 2001. **164**(4): p. 565-8.

60. Ng, T.P., et al., *Risks of asthma associated with occupations in a community-based case-control study.* Am J Ind Med, 1994. **25**(5): p. 709-18.

61. Karjalainen, A., et al., *Exploration of asthma risk by occupation--extended analysis of an incidence study of the Finnish population.* Scand J Work Environ Health, 2002. **28**(1): p. 49-57.

62. Kogevinas, M., et al., *The risk of asthma attributable to occupational exposures. A population-based study in Spain. Spanish Group of the European Asthma Study.* Am J Respir Crit Care Med, 1996. **154**(1): p. 137-43.

63. Kogevinas, M., et al., *Occupational asthma in Europe and other industrialised areas: a population-based study. European Community Respiratory Health Survey Study Group.* Lancet, 1999. **353**(9166): p. 1750-4.

64. Arif, A.A., et al., *Occupational exposures associated with work-related asthma and work-related wheezing among U.S. workers.* Am J Ind Med, 2003. **44**(4): p. 368-76.

65. Fishwick, D., et al., *Occupational asthma in New Zealanders: a population based study.* Occup Environ Med, 1997. **54**(5): p. 301-6.

66. Meredith, S. and H. Nordman, *Occupational asthma: measures of frequency from four countries.* Thorax, 1996. **51**(4): p. 435-40.

67. chan-Yeung, M. and J.L. Malo, *Tables of major inducers of occupational asthma,* in *Asthma in the workplace,* C.-Y.M. Bernstein

IL, Malo JL, Bernstein DI, Editor. 1999, Marcel Dekker Inc: New York. p. 683-720.

68. Mapp, C.E., *Agents, old and new, causing occupational asthma.* Occup Environ Med, 2001. **58**(5): p. 354-60, 290.

69. van Kampen, V., R. Merget, and X. Baur, *Occupational airway sensitizers: an overview on the respective literature.* Am J Ind Med, 2000. **38**(2): p. 164-218.

70. Rosenman, K.D., M.J. Reilly, and D.J. Kalinowski, *A state-based surveillance system for work-related asthma.* J Occup Environ Med, 1997. **39**(5): p. 415-25.

71. Cullinan, P., *Clinical aspects of occupational asthma.* Panminerva Med, 2004. **46**(2): p. 111-20.

72. Mapp, C., et al., *Mechanisms of occupational asthma.* Ann Allergy Asthma Immunol, 1999. **83**(6 Pt 2): p. 645-64.

73. Houba, R., D. Heederik, and G. Doekes, *Wheat Sensitization and Work-related Symptoms in the Baking Industry Are Preventable . An Epidemiologic Study.* 1998. p. 1499-1503.

74. Cullinan, P., et al., *An outbreak of asthma in a modern detergent factory.* Lancet, 2000. **356**(9245): p. 1899-900.

75. Houba, R., et al., *Exposure-sensitization relationship for alpha-amylase allergens in the baking industry.* Am J Respir Crit Care Med, 1996. **154**(1): p. 130-6.

76. Botham, P.A., G.E. Davies, and E.L. Teasdale, *Allergy to laboratory animals: a prospective study of its incidence and of the influence of atopy on its development.* Br J Ind Med, 1987. **44**(9): p. 627-32.

77. Nieuwenhuijsen, M.J., et al., *Exposure-response relations among laboratory animal workers exposed to rats.* Occup Environ Med, 2003. **60**(2): p. 104-8.

78. Bignon, J.S., et al., *HLA class II alleles in isocyanate-induced asthma.* Am J Respir Crit Care Med, 1994. **149**(1): p. 71-5.

79. Horne, C., et al., *Distribution of DRB1 and DQB1 HLA class II alleles in occupational asthma due to western red cedar.* Eur Respir J, 2000. **15**(5): p. 911-4.

80. Mapp, C.E., et al., *Glutathione S-transferase GSTP1 is a susceptibility gene for occupational asthma induced by isocyanates.* J Allergy Clin Immunol, 2002. **109**(5): p. 867-72.

81. Piirila, P., et al., *Glutathione S-transferase genotypes and allergic responses to diisocyanate exposure.* Pharmacogenetics, 2001. **11**(5): p. 437-45.

82. Wikman, H., et al., *N-Acetyltransferase genotypes as modifiers of diisocyanate exposure-associated asthma risk.* Pharmacogenetics, 2002. **12**(3): p. 227-33.

83. Husemoen, L.L., et al., *The association between atopy and factors influencing folate metabolism: is low folate status causally related to the development of atopy?* Int J Epidemiol, 2006. **35**(4): p. 954-61.

84. Newman Taylor, A.J., et al., *Interaction of HLA phenotype and exposure intensity in sensitization to complex platinum salts.* Am J Respir Crit Care Med, 1999. **160**(2): p. 435-8.

85. Calverley, A.E., et al., *Platinum salt sensitivity in refinery workers: incidence and effects of smoking and exposure.* Occup Environ Med, 1995. **52**(10): p. 661-6.

86. Sjaheim, T., et al., *Airway inflammation in aluminium potroom asthma.* Occup Environ Med, 2004. **61**(9): p. 779-85.

87. Cullinan, P., et al., *Allergen exposure, atopy and smoking as determinants of allergy to rats in a cohort of laboratory employees.* Eur Respir J, 1999. **13**(5): p. 1139-43.

88. Hollander, A., D. Heederik, and G. Doekes, *Respiratory allergy to rats: exposure-response relationships in laboratory animal workers.* Am J Respir Crit Care Med, 1997. **155**(2): p. 562-7.

89. Brisman, J., B. Jarvholm, and L. Lillienberg, *Exposure-response relations for self reported asthma and rhinitis in bakers.* Occup Environ Med, 2000. **57**(5): p. 335-40.

90. Cullinan, P., et al., *Work related symptoms, sensitisation, and estimated exposure in workers not previously exposed to flour.* Occup Environ Med, 1994. **51**(9): p. 579-83.

91. Musk, A.W., et al., *Respiratory symptoms, lung function, and sensitisation to flour in a British bakery.* Br J Ind Med, 1989. **46**(9): p. 636-42.

92. Linehan, A., *Exposure-response relations of alpha-amylase sensitisation in British bakeries and flour mills.* Occup Environ Med, 1999. **56**(11): p. 789.

93. Nieuwenhuijsen, M.J., et al., *Exposure-response relations of alpha-amylase sensitisation in British bakeries and flour mills.* Occup Environ Med, 1999. **56**(3): p. 197-201.

94. Baker, D.B., et al., *Cross-sectional study of platinum salts sensitization among precious metals refinery workers.* Am J Ind Med, 1990. **18**(6): p. 653-64.

95. Merget, R., et al., *Exposure-effect relationship of platinum salt allergy in a catalyst production plant: conclusions from a 5-year prospective cohort study.* J Allergy Clin Immunol, 2000. **105**(2 Pt 1): p. 364-70.

96. Barker, R.D., et al., *Risk factors for sensitisation and respiratory symptoms among workers exposed to acid anhydrides: a cohort study.* Occup Environ Med, 1998. **55**(10): p. 684-91.

97. Meredith, S.K., J. Bugler, and R.L. Clark, *Isocyanate exposure and occupational asthma: a case-referent study.* Occup Environ Med, 2000. **57**(12): p. 830-6.

98. Tarlo, S.M., et al., *Assessment of the relationship between isocyanate exposure levels and occupational asthma.* Am J Ind Med, 1997. **32**(5): p. 517-21.

99. Cullinan, P., et al., *Work related symptoms, sensitisation, and estimated exposure in workers not previously exposed to laboratory rats.* Occup Environ Med, 1994. **51**(9): p. 589-92.

100. Baur, X., Z. Chen, and H. Allmers, *Can a threshold limit value for natural rubber latex airborne allergens be defined?* J Allergy Clin Immunol, 1998. **101**(1 Pt 1): p. 24-7.

101. Platts-Mills, T., et al., *Sensitisation, asthma, and a modified Th2 response in children exposed to cat allergen: a population-based cross-sectional study.* Lancet, 2001. **357**(9258): p. 752-6.

102. Heederik, D., et al., *Exposure-response relationships for work-related sensitization in workers exposed to rat urinary allergens: results from a pooled study.* J Allergy Clin Immunol, 1999. **103**(4): p. 678-84.

103. Malo, J.L., et al., *Prevalence and intensity of rhinoconjunctivitis in subjects with occupational asthma.* Eur Respir J, 1997. **10**(7): p. 1513-5.

104. Siracusa, A., M. Desrosiers, and A. Marabini, *Epidemiology of occupational rhinitis: prevalence, aetiology and determinants.* Clin Exp Allergy, 2000. **30**(11): p. 1519-34.

105. Gautrin, D., et al., *Natural history of sensitization, symptoms and occupational diseases in apprentices exposed to laboratory animals.* Eur Respir J, 2001. **17**(5): p. 904-8.

106. Rodier, F., et al., *Incidence of occupational rhinoconjunctivitis and risk factors in animal-health apprentices.* J Allergy Clin Immunol, 2003. **112**(6): p. 1105-11.

107. Karjalainen, A., et al., *Risk of asthma among Finnish patients with occupational rhinitis.* Chest, 2003. **123**(1): p. 283-8.

108. D'Amato, G., et al., *Environmental risk factors and allergic bronchial asthma.* Clin Exp Allergy, 2005. **35**(9): p. 1113-24.

109. Slater, J.E., et al., *Lipopolysaccharide augments IgG and IgE responses of mice to the latex allergen Hev b 5.* J Allergy Clin Immunol, 1998. **102**(6 Pt 1): p. 977-83.

110. Anees, W., *Use of pulmonary function tests in the diagnosis of occupational asthma.* Ann Allergy Asthma Immunol, 2003. **90**(5 Suppl 2): p. 47-51.

111. Moscato, G., J.L. Malo, and D. Bernstein, *Diagnosing occupational asthma: how, how much, how far?* Eur Respir J, 2003. **21**(5): p. 879-85.

112. Malo, J.L., et al., *Is the clinical history a satisfactory means of diagnosing occupational asthma?* Am Rev Respir Dis, 1991. **143**(3): p. 528-32.

113. Nicholson, P.J., et al., *Evidence based guidelines for the prevention, identification, and management of occupational asthma.* Occup Environ Med, 2005. **62**(5): p. 290-9.

114. Crapo, R.O., et al., *Guidelines for methacholine and exercise challenge testing-1999. This official statement of the American Thoracic Society was adopted by the ATS Board of Directors, July 1999.* Am J Respir Crit Care Med, 2000. **161**(1): p. 309-29.

115. Brusasco, V. and E. Crimi, *Methacholine provocation test for diagnosis of allergic respiratory diseases.* Allergy, 2001. **56**(12): p. 1114-20.

116. Baur, X., et al., *Relation between occupational asthma case history, bronchial methacholine challenge, and specific challenge test in patients with suspected occupational asthma.* Am J Ind Med, 1998. **33**(2): p. 114-22.

117. Vandenplas, O., et al., *Occupational asthma in symptomatic workers exposed to natural rubber latex: evaluation of diagnostic procedures.* J Allergy Clin Immunol, 2001. **107**(3): p. 542-7.

118. Moscato, G., et al., *Statement on self-monitoring of peak expiratory flows in the investigation of occupational asthma. Subcommittee on Occupational Allergy of the European Academy of Allergology and Clinical Immunology. American Academy of Allergy and Clinical Immunology. European Respiratory Society. American College of Allergy, Asthma and Immunology.* Eur Respir J, 1995. **8**(9): p. 1605-10.

119. Leroyer, C., et al., *Comparison of serial monitoring of peak expiratory flow and FEV1 in the diagnosis of occupational asthma.* Am J Respir Crit Care Med, 1998. **158**(3): p. 827-32.

120. Baldwin, D.R., et al., *Interpretation of occupational peak flow records: level of agreement between expert clinicians and Oasys-2.* Thorax, 2002. **57**(10): p. 860-4.

121. Anees, W., et al., *Effect of peak expiratory flow data quantity on diagnostic sensitivity and specificity in occupational asthma.* Eur Respir J, 2004. **23**(5): p. 730-4.

122. Grammer, L., M. Shaughnessy, and B. Kenamore, *Utility of antibody in identifying individuals who have or will develop anhydride-induced respiratory disease.* Chest, 1998. **114**(4): p. 1199-202.

123. Bernstein, J.A., et al., *A cross-sectional survey of sensitization to Aspergillus oryzae-derived lactase in pharmaceutical workers.* J Allergy Clin Immunol, 1999. **103**(6): p. 1153-7.

124. Hamilton, R.G. and N.F. Adkinson, Jr., *Diagnosis of natural rubber latex allergy: multicenter latex skin testing efficacy study. Multicenter Latex Skin Testing Study Task Force.* J Allergy Clin Immunol, 1998. **102**(3): p. 482-90.

125. Merget, R., et al., *Quantitative skin prick and bronchial provocation tests with platinum salt.* Br J Ind Med, 1991. **48**(12): p. 830-7.

126. Cartier, A. and J.L. Malo, *Occupational challenge tests*, in *Asthma in the workplace*, C.-Y.M. Bernstein IL, Malo JL, Bernstein DI, Editor. 1999, Marcel Dekker: New York. p. 211–233.

127. Banks, D.E., *Use of the specific challenge in the diagnosis of occupational asthma: a 'gold standard' test or a test not used in current practice of occupational asthma?* Curr Opin Allergy Clin Immunol, 2003. **3**(2): p. 101-7.

128. Ortega, H.G., et al., *Use of specific inhalation challenge in the evaluation of workers at risk for occupational asthma: a survey of pulmonary, allergy, and occupational medicine residency training programs in the United States and Canada.* Chest, 2002. **121**(4): p. 1323-8.

129. Tan, R.A. and S.L. Spector, *Provocation studies in the diagnosis of occupational asthma.* Immunol Allergy Clin North Am, 2003. **23**(2): p. 251-67.

130. Tarlo, S.M., *Laboratory challenge testing for occupational asthma.* J Allergy Clin Immunol, 2003. **111**(4): p. 692-4.

131. Stenton, S.C., *Determinants of whether occupational agents cause early, late, or dual asthmatic responses.* Occup Med, 2000. **15**(2): p. 431-44.

132. Lemiere, C., *Non-invasive assessment of airway inflammation in occupational lung diseases.* Curr Opin Allergy Clin Immunol, 2002. **2**(2): p. 109-14.

133. Lemiere, C., et al., *Airway inflammation assessed by invasive and noninvasive means in severe asthma: eosinophilic and noneosinophilic phenotypes.* J Allergy Clin Immunol, 2006. **118**(5): p. 1033-9.

134. Vignola, A.M., et al., *Standardised methodology of sputum induction and processing. Future directions.* Eur Respir J Suppl, 2002. **37**: p. 51s-55s.

135. Gibson, P.G., N. Saltos, and K. Fakes, *Acute anti-inflammatory effects of inhaled budesonide in asthma: a randomized controlled trial.* Am J Respir Crit Care Med, 2001. **163**(1): p. 32-6.

136. Anees, W., et al., *Occupational asthma due to low molecular weight agents: eosinophilic and non-eosinophilic variants.* Thorax, 2002. **57**(3): p. 231-6.

137. Jung, K.S. and H.S. Park, *Evidence for neutrophil activation in occupational asthma.* Respirology, 1999. **4**(3): p. 303-6.

138. Lemiere, C., et al., *Airway inflammation and functional changes after exposure to different concentrations of isocyanates.* J Allergy Clin Immunol, 2002. **110**(4): p. 641-6.

139. Park, H., et al., *Neutrophil activation following TDI bronchial challenges to the airway secretion from subjects with TDI-induced asthma.* Clin Exp Allergy, 1999. **29**(10): p. 1395-401.

140. Di Franco, A., et al., *Leukocyte counts in hypertonic saline-induced sputum in subjects with occupational asthma.* Respir Med, 1998. **92**(3): p. 550-7.

141. Lemiere, C., et al., *Diagnosing occupational asthma: use of induced sputum.* Eur Respir J, 1999. **13**(3): p. 482-8.

142. Maestrelli, P., et al., *Comparison of leukocyte counts in sputum, bronchial biopsies, and bronchoalveolar lavage.* Am J Respir Crit Care Med, 1995. **152**(6 Pt 1): p. 1926-31.

143. Lemiere, C., et al., *Changes in sputum cell counts after exposure to occupational agents: what do they mean?* J Allergy Clin Immunol, 2001. **107**(6): p. 1063-8.

144. Bates, C.A. and P.E. Silkoff, *Exhaled nitric oxide in asthma: from bench to bedside.* J Allergy Clin Immunol, 2003. **111**(2): p. 256-62.

145. Alving, K., E. Weitzberg, and J.M. Lundberg, *Increased amount of nitric oxide in exhaled air of asthmatics.* Eur Respir J, 1993. **6**(9): p. 1368-70.

146. Kharitonov, S.A., et al., *Allergen-induced late asthmatic reactions are associated with elevation of exhaled nitric oxide.* Am J Respir Crit Care Med, 1995. **151**(6): p. 1894-9.

147. Baur, X. and L. Barbinova, *Latex allergen exposure increases exhaled nitric oxide in symptomatic healthcare workers.* Eur Respir J, 2005. **25**(2): p. 309-16.

148. Obata, H., et al., *Sputum eosinophils and exhaled nitric oxide during late asthmatic reaction in patients with western red cedar asthma.* Eur Respir J, 1999. **13**(3): p. 489-95.

149. Olin, A.C., et al., *Exhaled nitric oxide among pulpmill workers reporting gassing incidents involving ozone and chlorine dioxide.* Eur Respir J, 1999. **14**(4): p. 828-31.

150. Lundberg, J.O., et al., *High nitric oxide production in human paranasal sinuses.* Nat Med, 1995. **1**(4): p. 370-3.

151. Lundberg, J.O., et al., *Intragastric nitric oxide production in humans: measurements in expelled air.* Gut, 1994. **35**(11): p. 1543-6.

152. Olin, A.C., K. Alving, and K. Toren, *Exhaled nitric oxide: relation to sensitization and respiratory symptoms.* Clin Exp Allergy, 2004. **34**(2): p. 221-6.

153. Krakowiak, A., et al., *Nasal lavage fluid examination and rhinomanometry in the diagnostics of occupational airway allergy to laboratory animals.* Int J Occup Med Environ Health, 2003. **16**(2): p. 125-32.

154. Cullinan, P., S. Tarlo, and B. Nemery, *The prevention of occupational asthma.* Eur Respir J, 2003. **22**(5): p. 853-60.

155. Gordon, S. and R. Preece, *Prevention of laboratory animal allergy.* Occup Med (Lond), 2003. **53**(6): p. 371-7.

156. *Airway allergy and worklife.* Scand J Work Environ Health, 2001. **27**(6): p. 422-5.

157. Travers, J., et al., *Reference ranges for exhaled nitric oxide derived from a random community survey of adults.* Am J Respir Crit Care Med, 2007. **176**(3): p. 238-42.

158. Hilding, A.C., *Simple method for collecting near-normal human nasal secretion.* Ann Otol Rhinol Laryngol, 1972. **81**(3): p. 422-3.

159. Wang, J.H., et al., *Effect of six-hour exposure to nitrogen dioxide on early-phase nasal response to allergen challenge in patients with a history of seasonal allergic rhinitis.* J Allergy Clin Immunol, 1995. **96**(5 Pt 1): p. 669-76.

160. Monso, E., et al., *Individual characteristics and quitting in apprentices exposed to high-molecular-weight agents.* Am J Respir Crit Care Med, 2000. **161**(5): p. 1508-12.

161. Walusiak, J., et al., *Respiratory allergy in apprentice bakers: do occupational allergies follow the allergic march?* Allergy, 2004. **59**(4): p. 442-50.

162. StataCorp, *Stata Statistical Software: Release 10*, C. Station, Editor. 2007, TX: StataCorp LP.

163. Maio, S., et al., *Urban residence is associated with bronchial hyperresponsiveness in Italian general population samples.* Chest, 2009. **135**(2): p. 434-41.

164. Frew, A., et al., *T-lymphocyte responses to plicatic acid-human serum albumin conjugate in occupational asthma caused by western red cedar.* J Allergy Clin Immunol, 1998. **101**(6 Pt 1): p. 841-7.

165. Maestrelli, P., et al., *CD8 T-cell clones producing interleukin-5 and interferon-gamma in bronchial mucosa of patients with asthma induced by toluene diisocyanate.* Scand J Work Environ Health, 1994. **20**(5): p. 376-81.

166. Skjold, T., et al., *Allergy in bakers' apprentices and factors associated to non-participation in a cohort study of allergic sensitization.* Int Arch Occup Environ Health, 2007. **80**(5): p. 458-64.

167. De Zotti, R. and M. Bovenzi, *Prospective study of work related respiratory symptoms in trainee bakers.* Occup Environ Med, 2000. **57**(1): p. 58-61.

168. Mapp, C. and A.J. Newman Taylor. *Occupational asthma with latency (sensitizer-induced occupational asthma): factors predisposing to sensitization, development and persistence of symptoms. Proceedings of the first Jack Pepys Occupational Asthma Symposium.* in *Am J Respir Crit Care Med.* 2003.

169. Houba, R., D. Heederik, and G. Doekes, *Wheat sensitization and work-related symptoms in the baking industry are preventable. An epidemiologic study.* Am J Respir Crit Care Med, 1998. **158**(5 Pt 1): p. 1499-503.

170. De Zotti, R., et al., *Pre-employment screening among trainee bakers.* Occup Environ Med, 1995. **52**(4): p. 279-83.

171. Gautrin, D., et al., *Specific IgE-dependent sensitization, atopy, and bronchial hyperresponsiveness in apprentices starting exposure to protein-derived agents.* Am J Respir Crit Care Med, 1997. **155**(6): p. 1841-7.

172. Gorski, P., A. Krakowiak, and U. Ruta, *Nasal and bronchial responses to flour-inhalation in subjects with occupationally induced allergy affecting the airway.* Int Arch Occup Environ Health, 2000. **73**(7): p. 488-97.

173. Krakowiak, A., et al., *IL-18 levels in nasal lavage after inhalatory challenge test with flour in bakers diagnosed with occupational asthma.* Int J Occup Med Environ Health, 2008. **21**(2): p. 165-72.

174. Murgia, N., et al., *Induced sputum, exhaled breath condensate and nasal lavage fluid in electroplating workers exposed to chromium.* Int J Immunopathol Pharmacol, 2006. **19**(4 Suppl): p. 67-71.

175. Palczynski, C., et al., *Nasal lavage fluid examination in diagnostics of occupational allergy to chloramine.* Int J Occup Med Environ Health, 2003. **16**(3): p. 231-40.

176. Storaas, T., et al., *Bronchial responsiveness in bakery workers: relation to airway symptoms, IgE sensitization, nasal indices of inflammation, flour dust exposure and smoking.* Clin Physiol Funct Imaging, 2007. **27**(5): p. 327-34.

177. van Amsterdam, J.G., et al., *The relationship between exhaled nitric oxide and allergic sensitization in a random sample of school children.* Clin Exp Allergy, 2003. **33**(2): p. 187-91.

178. Piipari, R., et al., *Exhaled nitric oxide in specific challenge tests to assess occupational asthma.* Eur Respir J, 2002. **20**(6): p. 1532-7.

179. Gerlach, H., et al., *Autoinhalation of nitric oxide after endogenous synthesis in nasopharynx.* Lancet, 1994. **343**(8896): p. 518-9.

180. Kimberly, B., et al., *Nasal contribution to exhaled nitric oxide at rest and during breathholding in humans.* Am J Respir Crit Care Med, 1996. **153**(2): p. 829-36.

181. Dillon, W.C., et al., *Origins of breath nitric oxide in humans.* Chest, 1996. **110**(4): p. 930-8.

182. Phillips, C.R., G.D. Giraud, and W.E. Holden, *Exhaled nitric oxide during exercise: site of release and modulation by ventilation and blood flow.* J Appl Physiol, 1996. **80**(6): p. 1865-71.

183. Robbins, R.A., et al., *Measurement of exhaled nitric oxide by three different techniques.* Am J Respir Crit Care Med, 1996. **153**(5): p. 1631-5.

184. Schedin, U., et al., *Contribution from upper and lower airways to exhaled endogenous nitric oxide in humans.* Acta Anaesthesiol Scand, 1995. **39**(3): p. 327-32.

185. Silkoff, P.E., et al., *Marked flow-dependence of exhaled nitric oxide using a new technique to exclude nasal nitric oxide.* Am J Respir Crit Care Med, 1997. **155**(1): p. 260-7.

186. Arnal, J.F., et al., *Nasal nitric oxide is increased in allergic rhinitis.* Clin Exp Allergy, 1997. **27**(4): p. 358-62.

187. Garrelds, I.M., et al., *Nitric oxide metabolites in nasal lavage fluid of patients with house dust mite allergy.* Thorax, 1995. **50**(3): p. 275-9.

188. Kharitonov, S.A., et al., *Nasal nitric oxide is increased in patients with asthma and allergic rhinitis and may be modulated by nasal glucocorticoids.* J Allergy Clin Immunol, 1997. **99**(1 Pt 1): p. 58-64.

189. Lundberg, J.O., *Airborne nitric oxide: inflammatory marker and aerocrine messenger in man.* Acta Physiol Scand Suppl, 1996. **633**: p. 1-27.

190. Martin, U., et al., *Increased levels of exhaled nitric oxide during nasal and oral breathing in subjects with seasonal rhinitis.* J Allergy Clin Immunol, 1996. **97**(3): p. 768-72.

191. Wilson, A.M., et al., *Subjective and objective markers of treatment response in patients with seasonal allergic rhinitis.* Ann Allergy Asthma Immunol, 2000. **85**(2): p. 111-4.

ANNEXES

Annexe 1 : poster affiché à la 18ème Conférence Internationale d'Épidémiologie Environnementale.

Référence de publication:

Tossa, P; Barthel, G; Michaely, J-P; Bohadana, A. Bronchial inflammation among hairdressers, bakers and pastry cooks apprentices: Occupational exposure or cigarette smoking? Epidemiology: November 2006 – Volume 17 – Issue 6 – pp S289-S290. ISEE/ISEA 2006 Conference Abstracts Supplement: Poster Abstracts: Abstracts.

Airway inflammation among hairdressing, bakery and pastry cooking apprentices: occupational exposure or cigarette smoking?

Paul TOSSA[1], Grégoire BARTHEL[1], Jean-Pierre MICHAELY[1] and Abraham BOHADANA[1,2]

I – Background

The "Markers of Bronchial Inflammation in Occupational Asthma" project aims at investigating the early development of airway inflammation (AI) in hairdressing, bakery and pastry cooking apprentices.

In a preliminary study we evaluated the influence of occupational exposure and cigarette smoking in the development of AI in young apprentices examined on two occasions prior to occupational exposure and one year after the beginning of their apprenticeship.

II – Methodology

Youngsters enrolled as apprentices at 6 professional schools in Lorraine participated. Previous occupational exposure and smoking history were evaluated using a questionnaire and, for smoking, by measuring expired carbon monoxide (CO).

Baseline pulmonary function was evaluated by spirometry and by measuring airway resistance by the forced oscillations technique (FOT).
AI was evaluated using an abbreviated version of the methacholine challenge test (MCT) and by measuring exhaled nitric oxide (ENO).

III – Results

71 apprentices aged 16.9 ± 1.2 years were examined on two occasions at one year interval. There were 40 boys and 31 girls. Overall, 44 were bakery/pastry cooking apprentices and 27 hairdressing apprentices. 43.4% were non-smokers and 56.6% smokers.

Spirometry at visit one was as follows: forced vital capacity (FVC) = $4.16 \pm 0.9L$ ($88.9 \pm 11.3\%$ of predicted); forced expiratory volume in one second (FEV1) = $3.63 \pm 0.7L$ ($89.7 \pm 10.3\%$ of predicted); FEV1/FVC = $87.9 \pm 6.9\%$ of observed. At visit one MCT was negative in all subjects while ENO measurements were within the range observed for unexposed smokers and non smokers. At visit two, while spirometry remained unchanged, 11 subjects had a positive MCT, corresponding to an incidence of AI of 15.7%. Among these, only 4 were found to smokers (versus 7 non-smokers).

VII – Comments

This preliminary study shows (a) a high prevalence of cigarette smoking among young apprentices in occupations at risk of occupational asthma and (b) an high incidence of AI after a relatively modest (one year) occupational exposure. Moreover, it suggests that the observed AI is likely to be related to the exposure itself rather than cigarette smoking.

However, due to the small sample size, these data should be considered cautiously. More consistent data are expected to be available at the end of the study (500 apprentices were expected to be enrolled).

1.ERI 11, Faculté de Médecine de Nancy, 9 avenue de la forêt de Haye B.P. 184 ; 54505 Vandœuvre lès Nancy Cedex France

2.Service de Pneumologie, CHU de Nancy, Hôpital de Brabois Adultes. Allée du Morvan 54511 Vandœuvre lès Nancy, Cedex, France

Annexe 2 : poster affiché à la 19ème Conférence Internationale d'Épidémiologie Environnementale.

Référence de publication:

Zmirou-Navier, D; Tossa, P; Mountier-Geyssant, E; Michaely, J; Wild, P; Bohadana, A. Early Airways Inflammation Among Apprentices Is Associated With Sensitization and Exposure to Occupational Allergens. Epidemiology: September 2007 - Volume 18 - Issue 5 - p S49 doi:10.1097/01.ede.0000276575.62420.05. ISEE 2007 CONFERENCE ABSTRACTS SUPPLEMENT: Abstracts

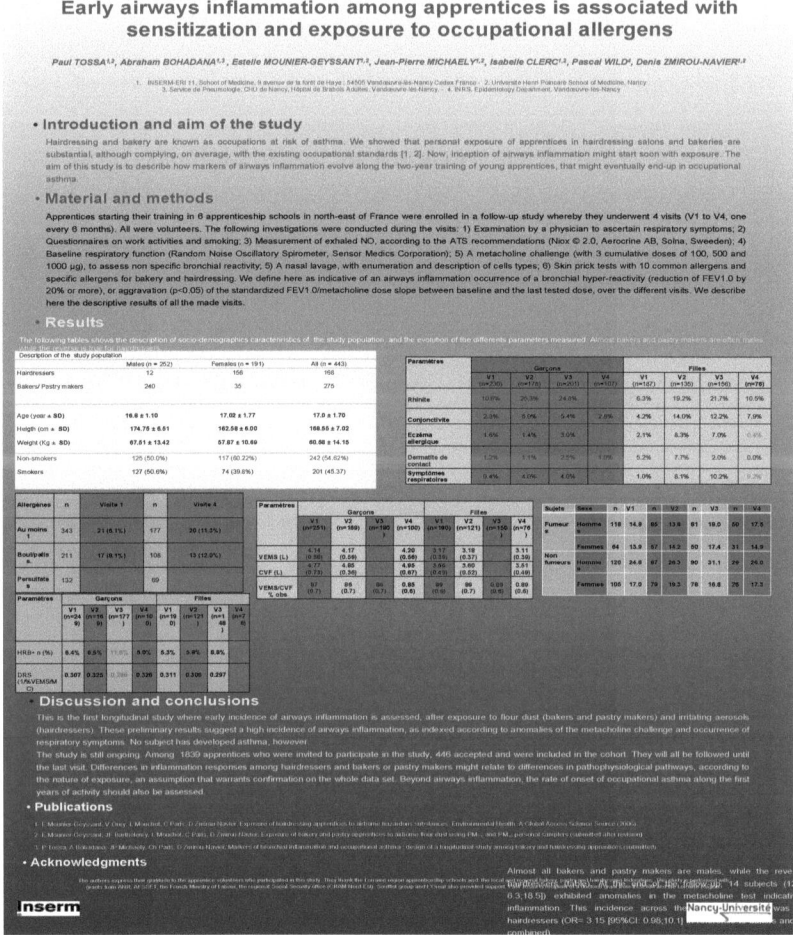

Annexe 3 : communication orale présentée à la 20ème Conférence Internationale d'Épidémiologie Environnementale.

Référence de publication:

Tossa, P; Remen, T; Acouetey, S; Michaely, J; Demange, V; Wild, P; Paris, C; Zmirou, D; Bohadana, A. Inflammation of Airways Occurs Soon After Inception of Exposure to Flour Dust and Airborne Irritants in Bakery, Pastry Cooking and Hairdressing Apprentices: A Follow-Up Study of the Risk of Occupational Asthma. Epidemiology: November 2008 Volume 19 - Issue 6 - pp S179-S180. doi: 10.1097/01.ede.0000340047.70521.36 Abstracts: ISEE 20th Annual Conference, Pasadena, California, October 12-16, 2008: Contributed Abstracts

Inflammation of airways occurs soon after inception of exposure to flour dust and airborne irritants in bakery, pastry cooking and hairdressing apprentices: a follow-up study of the risk of occupational asthma

Paul TOSSA[1,2], Stéphanie ACCOUETEY[1,2], Thomas REMEN[1,2], Jean-Pierre MICHAELY[1], Valérie DEMANGE[3], Pascal WILD[3], Christophe PARIS[1,2], Denis ZMIROU-NAVIER[1,2,4] and Abraham BOHADANA[1,5]

[1] INSERM, ERI 11, Vandoeuvre-lès-Nancy, France
[2] Nancy University School of Medicine (Environmental Health Department), 9 avenue de la Forêt de Haye, BP 184 - 54 505 Vandoeuvre-lès-Nancy (France)
[3] INRS, Department of Epidemiology, Vandœuvre-lès-Nancy, France
[4] EHESP School of Public Health, Rennes
[5] Service de Pneumologie, CHU de Nancy, Hôpital de Brabois Adultes. Vandœuvre-lès-Nancy, France.

Inserm

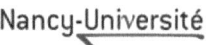

Introduction

- Bakery and hairdressing known as occupations at risk of asthma.
- Personal exposure of apprentices in hairdressing salons and bakeries are substantial (Mounier-Geyssand et al, 2006; 2007)
- Inception of airways inflammation starts soon with exposure
  (Gautrin et al, 2001; Skjold et al, 2008)
- Aims of the study :
  − describe how airways inflammation evolves along the two-year training of young apprentices
  − identify non invasive early markers of inflammation that could be used for screening, with a view to prevent aggravation of respiratory conditions and, eventually, occupational asthma.

Material and methods

- Apprentices in 6 vocational schools in north-east of France
- Longitudinal study : 4 visits (V1 to V4, one every 6 months)
  Subjects with diagnosed asthma excluded
- Investigations :
  1) Medical examination : respiratory symptoms
  2) Questionnaires on work activities and smoking
  3) Fractional expired nitric oxide (FE_{NO})
  4) Methacholine challenge (with 3 cumulative doses of 100, 500 and 1000 µg), to assess non specific bronchial reactivity*.
  5) Skin prick tests (10 common allergens and specific allergens for bakery [brewers' yeast, α-amylase, 7 cereals] and hairdressing [persulfates].

Bronchial hyperreactivity (BHR) = reduction of FEV1.0 by 20% or more, or at lower dose, or aggravation (- 0.1) of the standardized FEV1.0/metacholine dose slope between baseline and the last tested dose, over the different visits.

Baseline characteristics of volunteers

Parameter	Girls	Boys	Total
Sample size (%)	190 (43.1%)	251 (56.9%)	441
Age (years : mean ± SE)	17.1 ± 1.7	16.8 ± 1.1	16.9 ± 1.4
Training sector n (%)			
Bakers	9 (4.7%)	152 (60.6%)	161 (36.5)
Pastry makers	24 (12.6%)	87 (34.7%)	111 (25.2)
Hairdressers	157 (82.6%)	12 (4.8%)	169 (38.3)
Atopy (%)			
Bakers	2 (22.2%)	48 (31.1%)	50 (31.1%)
Pastry makers	8 (33.3%)	32 (36.0%)	40 (36.0%)
Hairdressers	38 (24.2%)	5 (41.6%)	43 (25.4%)
Smoking status			
Smokers	73 (38.4%)	126 (50.2%)	199 (45.1)
Non-smokers	117 (61.9%)	125 (49.8%)	242 (54.5)
Past smokers	0.0	0.0	00

Evolution of exhaled NO (ppb ; mean [sd])

Unadjusted data

Parameter	V1 (n=441)	V2 (n=315)	V3 (n=381)	V4 (n=351)	V1 present at V4 (n=351)	V1 vs. V4 p value (n=351)
FE_{NO} (all subjects)	18.4 [18.6]	18.7 [19.6]	21.2 [21.9]	19.0 [19.5]	19.4 [20.3]	p>0.5
• Atopics (total)	28.3 [26.4]	28.9 [27.8]	31.3 [28.1]	26.0 [21.9]	30.5 [28.3]	p=0.26
- bakery	30.3 [30.6]	35.0 [31.8]	34.7 [28.2]	28.8 [23.3]	35.4 [33.2]	p>0.5
- pastry	28.6 [20.9]	24.2 [22.4]	35.9 [30.7]	29.5 [23.0]	29.1 [22.3]	p>0.5
- hairdressing	24.9 [25.4]	26.1 [26.7]	22.8 [23.9]	19.8 [18.5]	25.3 [27.0]	p=0.31
• Non atopics (total)	13.8 [11.3]	13.9 [11.6]	16.3 [16.3]	15.6 [17.3]	14.0 [12.0]	p=0.25
- bakery	15.3 [14.6]	15.8 [12.8]	18.6 [25.0]	18.7 [27.4]	15.7 [15.6]	p>0.5
- pastry	14.1 [11.1]	14.5 [9.8]	17.0 [11.1]	16.8 [11.0]	14.3 [12.2]	p=0.13
- hairdressing	12.3 [7.3]	12.4 [11.5]	14.1 [7.6]	12.8 [8.0]	12.5 [7.5]	p>0.5

Little change along training; important « atopy effect » : ratio # 1.7-2.0

Bronchial hyperreactivity incidence : predictive variables

Adjusted data (logistic regression; N = 340; n = 62)

Variable	Odds Ratio (95% CI)	P value	
Increase of FE_{NO}*			
• Non atopics	2.20 (1.18 - 4.09)	0.013	No interaction
• Atopics	1.91 (0.84 - 4.37)	0.12	
Atopy among bakers/pastry	2.46 (1.30 - 4.67)	0.006	
Atopy among hairdressers	0.51 (0.12 - 2.11)	0.35	
Sensitization to occupational allergens (hairdressers)	3.38 (0.79 - 14.50)	0.10	
Asthma-like symptoms at same visit	2.11 (0.63 - 7.05)	0.23	

* Log [ratio final FE_{NO} /initial FE_{NO}]

Discussion

- Good follow-up and little drop out after inclusion (one health-related quitting [respiratory condition] among 77 [90] lost to follow-up)
- Little difference in incidence of airways inflammation observed between bakers/pastry makers and hairdressers, despite very different stressors (irritants vs protein allergens)
- Asthma-like symptoms and bronchial hyperreactivity appear within a year after inception of exposure

Conclusion

- Inflammation of airways occurs fast. Eventually asthma ?
- Increase in FE_{NO} is a non invasive early marker of incident BHR (levels, not predictivity, dependent on atopy and recent smoking)
- Atopy is a risk factor of incident BHR among bakers (not hairdressers ?)
- Sensitization to occupational allergens associated with incident BHR among hairdressers (bakery allergens are common)

Acknowledgements

- Funding : AFSSET (French Agency for Environmental and Occupational Health Security); Ministry of Labour; Regional Social Security Office; National Research Agency; Lorraine region
- Collaboration of and funding by INRS
- The 6 Apprenticeship schools of the Lorraine Region, their directors and teachers, and all the volunteer apprentices
- Inserm-Clinical Investigations Center of Nancy University Hospital

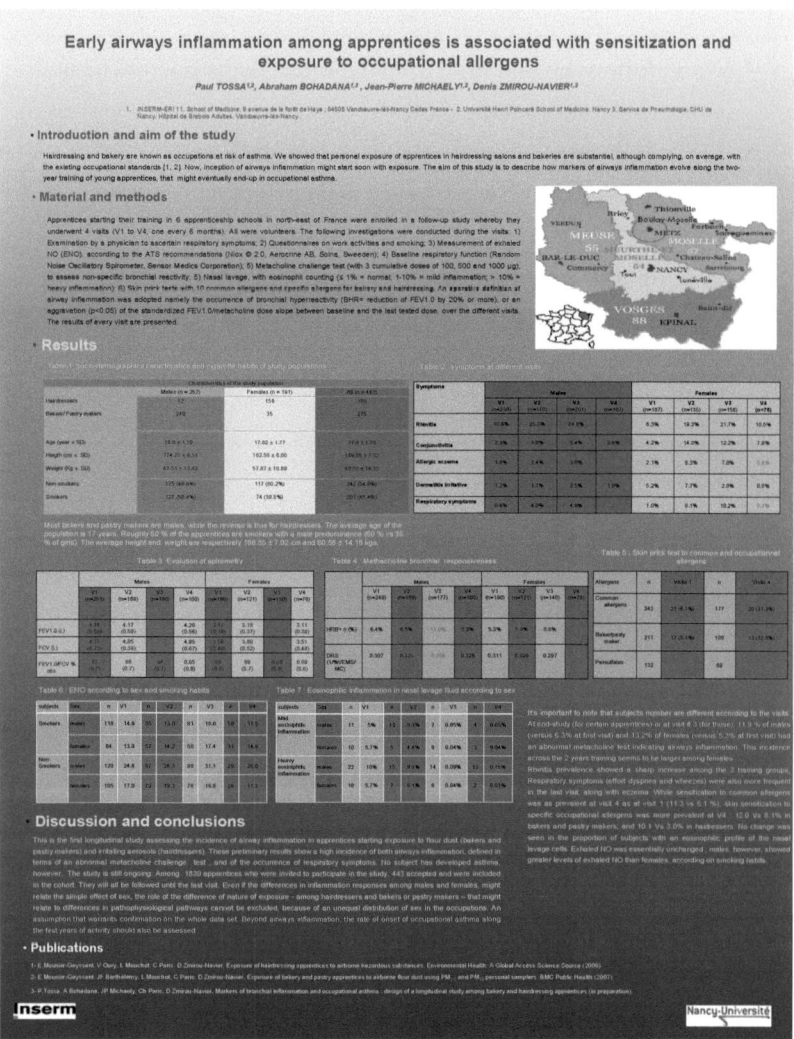

Annexe 5 : Lettre d'information

> **Fiche d'information pour les**
> **volontaires mineurs de l'étude**
> **"Apprentissage et santé respiratoire"**

Pourquoi cette étude ?

Au cours de l'apprentissage, vous allez être en alternance en entreprise, lieu où vous allez être en contact, du fait de votre activité, avec des poussières ou des gaz dans l'air. Certains de ces éléments peuvent, chez certaines personnes, sensibles, occasionner des signes d'irritation des poumons.

C'est pourquoi cette étude s'intéresse à votre santé, tout spécialement aux manifestations respiratoires qui pourraient résulter de l'exposition aux poussières et gaz présents sur les lieux de travail.

Qui finance et organise cette étude ?

L'étude est réalisée par un laboratoire public de recherche (l'Unité « Epidémiologie, santé, travail » de l'Institut National de la Santé et de la Recherche Médicale – INSERM) situé à Nancy, au sein de la Faculté de Médecine. Elle est conduite avec la collaboration de l'Institut National de Recherche sur la Sécurité et la santé au travail (INRS).

Que mesure-t-on ?

Il est fait appel à des volontaires. 400 apprentis boulangers et 500 apprentis de la coiffure seront invités à participer. Vous bénéficierez d'une visite médicale au début de votre formation, puis tous les 6 mois jusqu'à la fin de votre apprentissage. Au cours de ces visites, qui se dérouleront dans l'un des Centres de Formation d'Apprentis de Lorraine, un questionnaire sera rempli et une série de tests respiratoires seront effectués. Pour certains des apprentis, des mesures de la qualité de l'air seront également réalisées sur les lieux de travail. Ces données devraient permettre d'évaluer les quantités de ces polluants auxquelles vous êtes exposés dans la vie courante.

Que vous sera-t-il demandé ?

Lors des visites, après un interrogatoire médical et le remplissage d'un questionnaire sur votre état de santé, divers examens des poumons et du nez seront réalisés : souffler dans un tube après avoir inhalé une bouffée d'une substance (la métacholine), respirer avec un micro installé sur la poitrine pour enregistrer les bruits des poumons, et inhaler par le nez une petite quantité de sérum naturel pour ramener le liquide qui tapisse le nez. Des tests cutanés sur l'avant-bras (comme l'intradermo-réaction effectuée à l'école pour le test à la tuberculine) terminera cette séquence. Tous ces actes sont non douloureux, simples et peu gênants. L'ensemble de ces tests dure approximativement 1 heure.

A quoi sert le test à la métacholine?

Le test utilisant la métacholine permet de déterminer si, suite à une sensibilisation à un produit, la métacholine, vous allez présenter des signes d'asthme. Il consiste à vous faire inhaler une bouffée de métacholine et à mesurer ensuite votre souffle.

Si votre souffle est modifié, nous arrêterons le test et nous vous demanderons d'inhaler un autre produit, de la Ventoline, qui vous fera respirer à nouveau normalement.

Si vote souffle n'est pas modifié, nous vous ferons inhaler 2 autres bouffées de métacholine. Après chaque inhalation, nous effectuerons les mesures.

Ce test est absolument indolore, pas dangereux, et ne provoque aucun effet tardif. Il est réalisé en routine pour déterminer si un sujet présente des signes d'asthme.

Par contre, il peut vous occasionner quelques gènes à type de maux de tête, de sensation de tête vide, une irritation de la gorge ou une sensation de chatouillement. Ces signes sont sans gravité et disparaîtront rapidement.

Quand et comment serez-vous sollicité(e) ?

L'enquête se déroule au Centre d'Investigation Clinique de l'Hôpital Jeanne D'Arc à Toul, pendant les heures de cours. Il y aura une visite par semestre. Suite à votre accord, vous serez inscrit(e) dans le Fichier National des Sujets se prêtant à une étude à visée médicale, et vous ne pourrez pas participer à une étude de ce type avant trois mois. Vous serez informé(e) de la date de la convocation quelques jours avant la visite. Une fois les tests effectués, vous pourrez retourner vaquer à vos occupations normales.

Comment seront exploitées les informations ?

Les données individuelles recueillies sont traitées sur le plan statistique de manières anonymes et conservées pendant une durée de 15 ans. Nous nous engageons, si vous le souhaitez, à transmettre les résultats de la visite médicale au médecin de votre choix Vous pourrez avoir connaissance des résultats vous concernant, si vous le souhaitez. L'ensemble des résultats fera l'objet d'un rapport ultérieur dont vous serez destinataire.

Encore des questions ?

Si vous désirez nous contacter pour d'autres précisions, appelez au ☎ : 03 83 59 25 97

Vous pouvez également nous joindre par mail : Aline.Berthelin@nancy.inserm.fr

Nous vous remercions d'avoir répondu à notre appel et pour l'attention portée à notre étude.

Annexe 6 : Consentement éclairé des mineurs

**Formulaire consentement pour un mineur participant
à une recherche biomédicale sans bénéfice individuel
direct**

Le Docteur .... médecin investigateur nous a proposé que notre enfant (Nom, Prénom)

....participe à la recherche biomédicale intitulée **"Evaluation non invasive de l'inflammation des voies aériennes chez des jeunes travailleurs exposés à des agents inhalés facteurs de risque d'asthme professionnel"** Une évaluation prospective de la réponse à la métacholine et du monoxyde d'azote exhalé versus l'analyse des sons respiratoires, la technique des oscillations forcées et l'étude du liquide de lavage nasal.

L'INSERM, promoteur de cet essai, a contracté une assurance conformément à la loi. Le médecin nous a précisé que nous étions libres d'accepter ou de refuser qu'il participe à cette recherche.

Afin d'éclairer notre décision, nous avons reçu et bien compris les informations suivantes : la recherche a pour but de détecter des signes d'inflammation des poumons qui pourraient se développer au contact de polluants dans l'air ; 400 apprentis boulangers et 500 apprentis coiffeurs participeront a l'étude. Le bénéfice attendu est une meilleure connaissance de la santé respiratoire et l'aide a la prévention d'un asthme ; les contraintes ont trait aux épreuves a réaliser pour mesurer le souffle au lavage nasal et aux tests d'allergie cutanée. L'étude consiste en 4 visites à six mois d'intervalle pendant les deux années scolaires.

Cette recherche a reçu l'avis favorable du Comité Consultatif de Protection des Personnes participant à une Recherche Biomédicale de Lorraine le (avis favorable n°02 09 02).

Le fichier informatique utilisé pour la recherche a fait l'objet d'une autorisation auprès de la Commission Nationale de l'Informatique et des Libertés en application des articles 40-1 et suivants de la loi " informatique et libertés " (avis favorable nᵘ 902129).

Nous acceptons que les données médicales le concernant ainsi que celles relatives à ses habitudes de vie recueillies à l'occasion de cette recherche puissent faire l'objet d'un traitement informatisé par les organisateurs de la recherche.

Le droit d'accès et de rectification prévu par la loi " Informatique et Liberté " s'exerce à tout moment auprès des responsables de l'étude. Pour toutes les informations de nature médicale, nous exercerons ce droit par l'intermédiaire d'un médecin de notre choix (article 40 de la loi 78.17 du 6 janvier 1978).

Les données recueillies demeureront strictement confidentielles. Elles ne pourront être consultées que par l'équipe médicale, les personnes dûment mandatées par le promoteur de la recherche et éventuellement par des représentants des autorités sanitaires et judiciaires habilitées.

Nous pourrons à tout moment demander toute information complémentaire au **Dr Bohadana**
(☎ : 03 83 68 39 21).

Après en avoir discuté et avoir obtenu réponse à toutes nos questions, nous acceptons librement et volontairement que notre enfant participe à la recherche décrite ci-dessus. Nous sommes parfaitement conscients que nous pouvons retirer à tout moment notre consentement à sa participation à cette recherche et cela quelles que soient nos raisons et sans supporter aucune responsabilité. Le fait de ne plus participer à cette recherche ne portera pas atteinte à nos relations avec le médecin investigateur qui nous proposera, si nous le souhaitons et si besoin, une orientation vers un autre médecin pour notre enfant.

Notre consentement ne décharge en rien l'investigateur et le promoteur de l'ensemble de leurs responsabilités et nous et notre enfant conservons tous nos droits garantis par la loi.

Fait à **Nancy** le ....

L'investigateur : <u>Nom</u> : ....
                  <u>Signature</u>

(toutes les pages doivent être paraphées)

Responsables titulaires de l'exercice de l'autorité parentale (père, mère, tuteur) :

Nom, prénom :	Nom, prénom : ....
Signature	Signature ....
Adresse :	Adresse : si différente de la 1ère.........
....	....
....	....
....,,,	....
Téléphone :	Téléphone si différent du 1er : ....

Le consentement de l'enfant doit également être recherché s'il est apte à exprimer sa volonté. Il ne peut être passé outre à son refus ou à la révocation de son consentement.

Le jeune apprenti :

Nom, prénom :..

Signature

(toutes les pages doivent être paraphées)

Ce document est à réaliser en 3 exemplaires originaux, dont l'un doit être gardé 30 ans par l'investigateur, un autre remis à la personne donnant son consentement et le troisième transmis au promoteur.

Annexe 7 : Consentement éclairé des majeurs

Formulaire consentement pour un majeur participant
à une recherche biomédicale sans bénéfice individuel
direct

Le Docteur ...., médecin investigateur a proposé que moi, (Nom, Prénom)

...., je participe à la recherche biomédicale intitulée **"Evaluation non invasive de l'inflammation des voies aériennes chez des jeunes travailleurs exposés à des agents inhalés facteurs de risque d'asthme professionnel"** Une évaluation prospective de la réponse à la métacholine et du monoxyde d'azote exhalé versus l'analyse des sons respiratoires, la technique des oscillations forcées et l'étude du liquide de lavage nasal.

L'INSERM, promoteur de cet essai, a contracté une assurance conformément à la loi. Le médecin nous a précisé que nous étions libres d'accepter ou de refuser qu'il participe à cette recherche.

Afin d'éclairer ma décision, j'ai reçu et bien compris les informations suivantes : la recherche a pour but de détecter des signes d'inflammation des poumons qui pourraient se développer au contact de polluants dans l'air ; 400 apprentis boulangers et 500 apprentis coiffeurs participeront à l'étude. Le bénéfice attendu est une meilleure connaissance de la santé respiratoire et l'aide à la prévention d'un asthme ; les contraintes ont trait aux épreuves à réaliser pour mesurer le souffle au lavage nasal et aux tests d'allergie cutanée. L'étude consiste en 4 visites à six mois d'intervalle pendant les deux années scolaires.

Cette recherche a reçu l'avis favorable du Comité Consultatif de Protection des Personnes participant à une Recherche Biomédicale de **Lorraine** le (en cours).

Le fichier informatique utilisé pour la recherche a fait l'objet d'une autorisation auprès de la Commission Nationale de l'Informatique et des Libertés en application des articles 40-1 et suivants de la loi " informatique et libertés " (avis favorable n° 902129).

J'accepte que les données médicales le concernant ainsi que celles relatives à ses habitudes de vie recueillies à l'occasion de cette recherche puissent faire l'objet d'un traitement informatisé par les organisateurs de la recherche.

Le droit d'accès et de rectification prévu par la loi " Informatique et Liberté " s'exerce à tout moment auprès des responsables de l'étude. Pour toutes les informations de nature médicale, nous exercerons ce droit par l'intermédiaire d'un médecin de notre choix (article 40 de la loi 78.17 du 6 janvier 1978).

Les données recueillies demeureront strictement confidentielles. Elles ne pourront être consultées que par l'équipe médicale, les personnes dûment mandatées par le promoteur de la recherche et éventuellement par des représentants des autorités sanitaires et judiciaires habilitées.

Je pourrais à tout moment demander toute information complémentaire au **Dr Bohadana** (☎ : 03 83 59 25 97).

Après y avoir réfléchi et avoir obtenu réponse à toutes mes questions, j'accepte librement et volontairement de participer à la recherche décrite ci-dessus. Je suis parfaitement conscient(e) que je peux retirer à tout moment mon consentement à ma participation à cette recherche et cela quelles que soient mes raisons et sans supporter aucune responsabilité. Le fait de ne plus participer à cette recherche ne portera pas atteinte à mes relations avec le médecin investigateur qui me proposera, si je le souhaite et si besoin, une orientation vers un autre médecin.

Mon consentement ne décharge en rien l'investigateur et le promoteur de l'ensemble de leurs responsabilités et je conserve tous mes droits garantis par la loi.

Fait à **Nancy** le ....

L'investigateur : Nom : ....
                     Signature

Signature du sujet :

157

Nom, prénom : ....

Adresse : ....

....

....

....

Téléphone : ....

Signature du sujet :

(toutes les pages doivent être paraphées)

Ce document est à réaliser en 3 exemplaires originaux, dont l'un doit être gardé 30 ans par l'investigateur, un autre remis à la personne donnant son consentement et le troisième transmis au promoteur

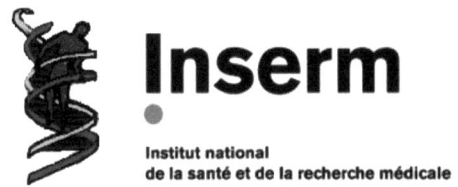

**Institut national
de la santé et de la recherche médicale**

14.10.2005

Fiches Explicatives des Tests de l'Etude MIBAP

A l'attention des Apprentis :

Coiffeurs,
Boulangers,
Pâtissiers.

Mesure du monoxyde de carbone expiré (CO)

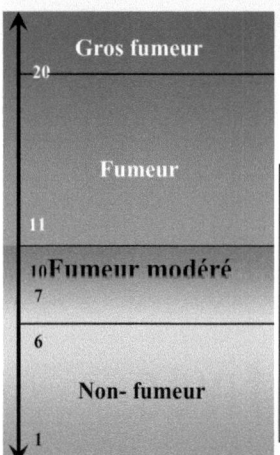

Objectif : Voir si vos poumons sont imprégnés par la cigarette sur une échelle de 0 à + 20 (Fumeur actif ou passif).

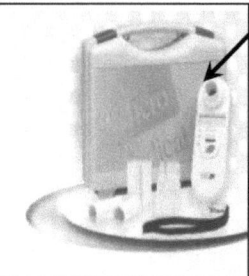

Pendant le décompte de l'appareil de 20 à 0 inspirer profondément, puis bloquer jusqu'au 0 et Souffler dans l'embout lentement et de façon continue pendant 10 sec.

Mesure du monoxyde d'azote expiré (NO)

Objectif : Mesurer le NO, dans votre souffle, car c'est un indicateur d'éventuelle irritation des voies respiratoires.

Souffler dans l'embout de l'appareil de façon à fixer l'aiguille du cadrant dans la zone verte, durant 10 secondes.

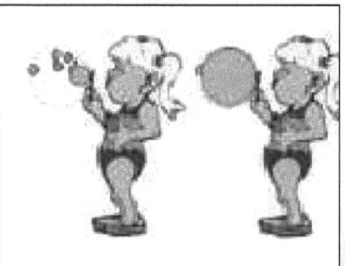

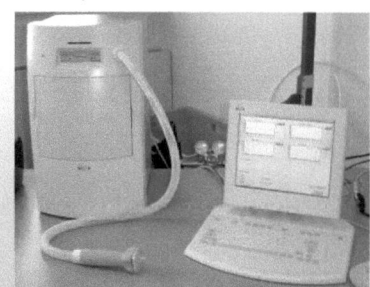

LAVAGE NASAL

Objectif : Collecter des cellules, tapissant la paroi du nez, car elles sont indicatrices d'éventuelle irritation des voies respiratoires.

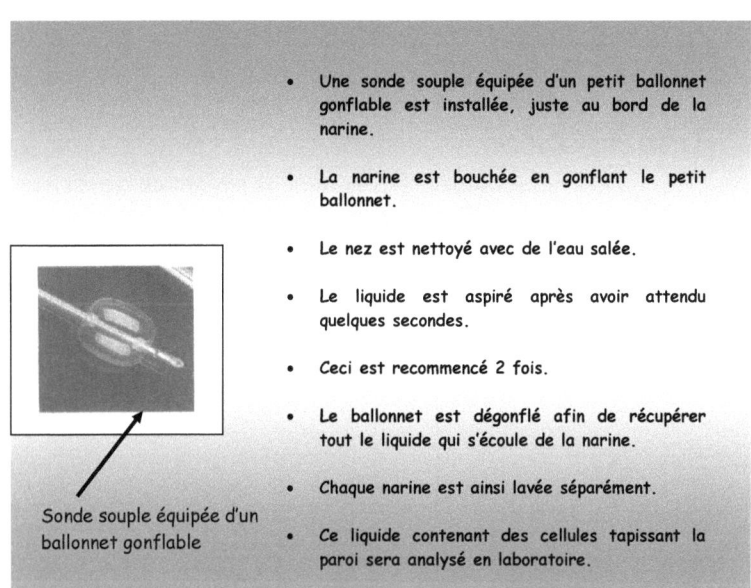

- Une sonde souple équipée d'un petit ballonnet gonflable est installée, juste au bord de la narine.

- La narine est bouchée en gonflant le petit ballonnet.

- Le nez est nettoyé avec de l'eau salée.

- Le liquide est aspiré après avoir attendu quelques secondes.

- Ceci est recommencé 2 fois.

- Le ballonnet est dégonflé afin de récupérer tout le liquide qui s'écoule de la narine.

- Chaque narine est ainsi lavée séparément.

- Ce liquide contenant des cellules tapissant la paroi sera analysé en laboratoire.

Sonde souple équipée d'un ballonnet gonflable

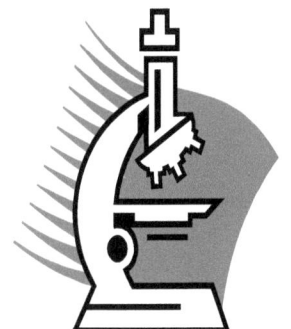

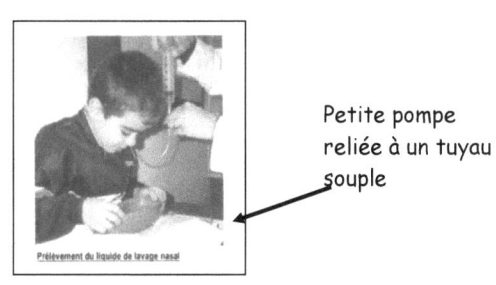

Prélèvement du liquide de lavage nasal

Petite pompe reliée à un tuyau souple

TESTS IMPÉDANCE / VENTILATION FORCEE

Ces tests visent à mesurer vos capacités respiratoires.
Cette séance se déroule en 3 temps.

I. Test impédance

Objectif : Mesurer la résistance de vos voie
aériennes lors d'une respiration normale

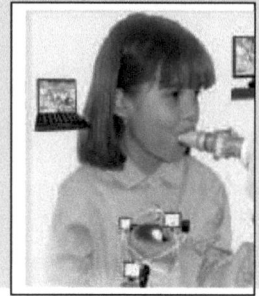

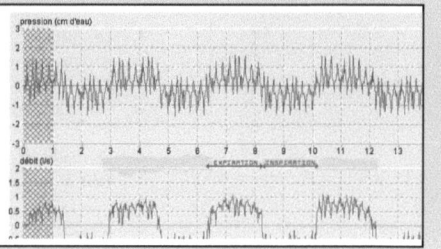

II. Test Ventilation

Objectif : Mesurer le
volume d'air expiré maximum
pendant la 1ère seconde d'un

Test en 5 phases (se
retrouvant sur le
graphique) :
1. Respirer
   normalement
2. Vider tout l'air au
   maximum
3. Gonfler au
   maximum d'un coup
4. Souffler tout l'air

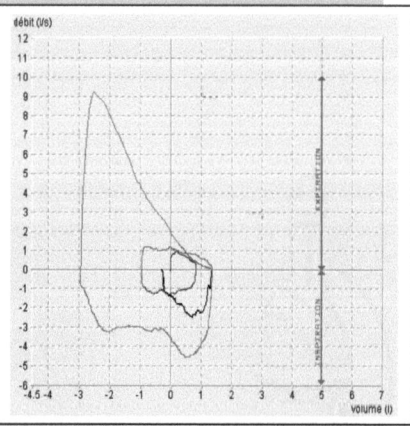

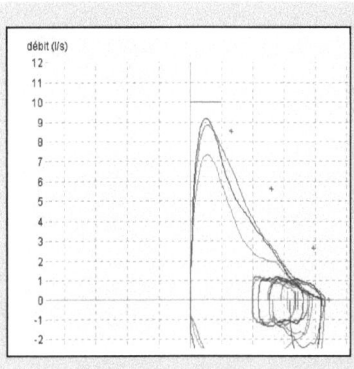

Résultats :
Si vous avez bien
réussi le test vous
pourrez comparer
vos performances à

III. Test à la Métacholine

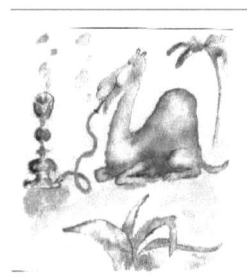

Objectif : Voir si après une
bouffée de métacholine, un produit
qui contracte les bronches (sans
douleur), vous pouvez reproduire les
mêmes performances d'impédance et
de ventilation forcée.

PRICK TEST

<u>Objectif</u> : Vérifier si vous êtes allergique à différentes

Petites gouttes déposées sur l'avant bras
Durée 15 à 20 minutes.

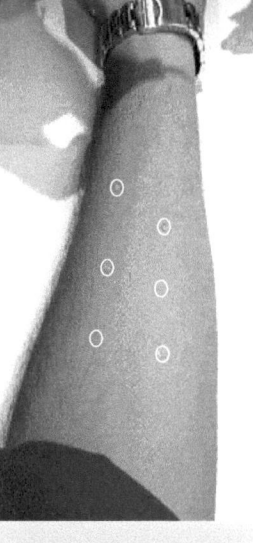

Durant tous ces tests vous serez accompagné
par une infirmière qui sera là pour vous
expliquer et vous guider

ASTHME PROFESSIONNEL RISQUES PROFESSIONNELS ENCOURUS DANS LES METIERS DE LA BOULANGERIE ET DE LA PATISSERIE

Qu'est-ce que l'asthme?

L'asthme est une maladie chronique, liée à l'obstruction des voies aériennes. Les symptômes les plus typiques de l'asthme sont la toux (surtout chez l'enfant), souvent exacerbée la nuit, les sifflements dans les poumons et l'essoufflement Ces symptômes sont variables et récidivants. Des signes d'inflammation du nez et des yeux peuvent accompagner et souvent même précéder les symptômes respiratoires.

Qu'est-ce que l'asthme professionnel?

L'asthme professionnel est un asthme causé par certains agents présents dans le milieu de travail, suite à deux mécanismes : l'asthme est dû soit à une sensibilisation allergique à un agent présent dans le milieu de travail, soit à l'exposition à des substances chimiques irritantes.

Qui est atteint d'asthme professionnel?

En France, 10 % de la population générale est atteinte d'asthme ; pour 10 %, l'origine serait liée à l'environnement professionnel, soient 17 cas pour 1 million de travailleurs. C'est une maladie qui peut être invalidante et coûteuse pour l'entreprise (absentéisme, perte de productivité) ; elle est grave puisqu'elle entraîne environ 1500 à 2500 décès par an.

Quelles sont les manifestations de l'asthme professionnel?

En cas d'exposition à un agent présent en milieu de travail, le sujet va développer des symptômes d'asthme après une durée variable d'exposition de quelques mois à quelques années. La disparition ou la réduction des symptômes pendant la fin de semaine ou les vacances est une indication suggérant un lien avec l'exposition professionnelle, surtout au début de la maladie.

Quelles sont les causes de l'asthme professionnel?

L'asthme est une affection chronique dont les causes sont multiples ; une composante génétique individuelle et une composante environnementale se combinent le plus souvent.

On dénombre actuellement environ 250 agents sensibilisants connus et leur nombre continue d'augmenter avec l'amélioration de la surveillance des ambiances de travail et des études sur l'asthme. Tout agent ayant une propriété irritante peut causer une telle atteinte si les concentrations sont élevées.

Quels sont les produits susceptibles d'induire un asthme professionnel chez les boulangers et pâtissiers ?

Trois type d'agents sont impliqués dans « l'asthme des boulangers » : la farine (blé, seigle, orge), les contaminants (surtout les acariens ou les moisissures) et les substances ajoutées au cours du processus de fabrication de la pâte. Selon les données de l'ONAP (Observatoire national et des asthmes professionnels), 9% des boulangers présentent un asthme professionnel et la farine est responsable d'environ 19% de l'ensemble des asthmes professionnels. C'est la première cause d'asthme professionnel en France

Existe-t-il des moyens pour diagnostiquer un asthme professionnel?

Plusieurs moyens peuvent être utilisés pour établir le diagnostic. Les principaux éléments sont les suivants :

- un questionnaire servant à recueillir des informations sur l'histoire professionnelle et sur le milieu de travail;
- des tests cutanés d'allergie;
- des tests de la fonction respiratoire;
- des mesures des concentrations aériennes des poussières et agents chimiques sur les lieux de travail.

Peut-on soigner la maladie?

L'arrêt de l'exposition à un agent sensibilisant peut entraîner une réduction des symptômes de l'asthme, et même une guérison complète. Plus vite le travailleur est soustrait à l'exposition, meilleures sont ses chances de guérison.

Comment prévenir la maladie?

La prévention consiste d'abord à identifier les causes de la maladie et les substances allergisantes ou irritantes présentes en milieu de travail. Le dépistage, c'est-à-dire l'identification des premiers signes de la maladie, à un stade encore peu développé, est aussi un moyen efficace ; elle permet de conseiller le sujet (prise de traitement, évitement d'autres irritants …), voire, parfois, l'orientation vers des activités moins exposées.

Encore des questions ?

Vous pouvez consulter d'autres informations sur les sites suivants :
Société de pneumologie de langue française : www.splf.org
L'asthme professionnel : **www.asmanet.com/asmapro** .

ASTHME PROFESSIONNEL
RISQUES PROFESSIONNELS ENCOURUS
DANS LES METIERS DE LA COIFFURE

Qu'est-ce que l'asthme?

L'asthme est une maladie chronique, liée à l'obstruction des voies aériennes. Les symptômes les plus typiques de l'asthme sont la toux (surtout chez l'enfant), souvent exacerbée la nuit, les sifflements dans les poumons et l'essoufflement Ces symptômes sont variables et récidivants. Des signes d'inflammation du nez et des yeux peuvent accompagner et souvent même précéder les symptômes respiratoires.

Qu'est-ce que l'asthme professionnel?

L'asthme professionnel est un asthme causé par certains agents présents dans le milieu de travail, suite à deux mécanismes : l'asthme est dû soit à une sensibilisation allergique à un agent présent dans le milieu de travail, soit à l'exposition à des substances chimiques irritantes.

Qui est atteint d'asthme professionnel?

En France, 10 % de la population générale est atteinte d'asthme ; pour 10 %, l'origine serait liée à l'environnement professionnel, soient 17 cas pour 1 million de travailleurs. C'est une maladie qui peut être invalidante et coûteuse pour l'entreprise (absentéisme, perte de productivité) ; elle est grave puisqu'elle entraîne environ 1500 à 2500 décès par an.

Quelles sont les manifestations de l'asthme professionnel?

En cas d'exposition à un agent présent en milieu de travail, le sujet va développer des symptômes d'asthme après une durée variable d'exposition de quelques mois à quelques années. La disparition ou la réduction des symptômes pendant la fin de semaine ou les vacances est une indication suggérant un lien avec l'exposition professionnelle, surtout au début de la maladie.

Quelles sont les causes de l'asthme professionnel?

L'asthme est une affection chronique dont les causes sont multiples ; une composante génétique individuelle et une composante environnementale se combinent le plus souvent.

On dénombre actuellement environ 250 agents sensibilisants connus et leur nombre continue d'augmenter avec l'amélioration de la surveillance des ambiances de travail et des études sur l'asthme. Tout agent ayant une propriété irritante peut causer une telle atteinte si les concentrations sont élevées.

Quels sont les produits susceptibles d'induire un asthme professionnel chez les coiffeurs ?

Les persulfates alcalins sont les principaux produits susceptibles d'induire un asthme professionnel chez les coiffeurs. Le potentiel irritant des nombreux aérosols utilisés est encore mal connu. Selon les données de l'ONAP (Observatoire national des asthmes professionnels), les métiers de la coiffure sont responsables d'environ 7% des asthmes professionnels – hommes et femmes confondus – et de près de 17% des asthmes professionnels de la femme. C'est une cause importante d'asthme professionnel en France. La majorité des cas observés résultent de l'inhalation des poudres utilisées pour les décolorations capillaires, constituées de persulfates alcalins.

Existe-t-il des moyens pour diagnostiquer un asthme professionnel?

Les principaux moyens pour établir le diagnostic sont les suivants :
- Un questionnaire servant à recueillir des informations sur l'histoire professionnelle et sur le milieu de travail;
- Des tests cutanés d'allergie;
- Des tests de la fonction respiratoire;
- Des mesures des concentrations aériennes des produits sur les lieux de travail.

Peut-on soigner la maladie?

L'arrêt de l'exposition à un agent sensibilisant peut entraîner une réduction des symptômes de l'asthme, et même une guérison complète. Plus vite le travailleur est soustrait à l'exposition, meilleures sont ses chances de guérison.

Comment prévenir la maladie?

La prévention consiste d'abord à identifier les causes de la maladie et les substances allergisantes ou irritantes présentes en milieu de travail. Le dépistage, c'est-à-dire l'identification des premiers signes de la maladie, à un stade encore peu développé, est aussi un moyen efficace ; elle permet de conseiller le sujet (prise de traitement, évitement d'autres irritants …), voire, parfois, l'orientation vers des activités moins exposées.

Encore des questions ?

Vous pouvez consulter d'autres informations sur les sites suivants :
Société de pneumologie de langue française : www.splf.org
L'asthme professionnel : **www.asmanet.com/asmapro** .

Pourquoi cette étude ?

Au cours de l'apprentissage, vous allez être en alternance en entreprise, lieu où vous allez être en contact, du fait de votre activité, avec des poussières ou des gaz dans l'air. Certains de ces éléments peuvent, chez certaines personnes, sensibles, occasionner des signes d'irritation des poumons.

C'est pourquoi cette étude s'intéresse à votre santé, tout spécialement aux manifestations respiratoires qui pourraient résulter de l'exposition aux poussières et gaz présents sur les lieux de travail.

Qui finance et organise cette étude ?

L'étude est réalisée par un laboratoire public de recherche (l'Unité « Epidémiologie, santé, travail » de l'Institut National de la Santé et de la Recherche Médicale – INSERM) situé à Nancy, au sein de la Faculté de Médecine. Elle est conduite avec la collaboration de l'Institut National de Recherche sur la Sécurité et la santé au travail (INRS).

Que mesure-t-on ?

Il est fait appel à des volontaires. 400 apprentis boulangers et 500 apprentis de la coiffure seront invités à participer. Vous bénéficierez d'une visite médicale au début de votre formation, puis tous les 6 mois jusqu'à la fin de votre apprentissage. Au cours de ces visites, qui se dérouleront dans l'un des Centres de Formation d'Apprentis de Lorraine, un questionnaire sera rempli et une série de tests respiratoires seront effectués. Pour certains des apprentis, des mesures de la qualité de l'air seront également réalisées sur les lieux de travail. Ces données devraient permettre d'évaluer les quantités de ces polluants auxquelles vous êtes exposés dans la vie courante.

Que vous sera-t-il demandé ?

Lors des visites, après un interrogatoire médical et le remplissage d'un questionnaire sur votre état de santé, divers examens des poumons et du nez seront réalisés : souffler dans un tube après avoir inhalé une bouffée d'une substance (la métacholine), respirer avec un micro installé sur la poitrine pour enregistrer les bruits des poumons, et inhaler par le nez une petite quantité de sérum naturel pour ramener le liquide qui tapisse le nez. Des tests cutanés sur l'avant-bras (comme l'intradermo-réaction effectuée à l'école pour le test à la

169

tuberculine) terminera cette séquence. Tous ces actes sont non douloureux, simples et peu gênants. L'ensemble de ces tests dure approximativement 1 heure.

A quoi sert le test à la métacholine?

Le test utilisant la métacholine permet de déterminer si, suite à une sensibilisation à un produit, la métacholine, vous allez présenter des signes d'asthme. Il consiste à vous faire inhaler une bouffée de métacholine et à mesurer ensuite votre souffle.

Si votre souffle est modifié, nous arrêterons le test et nous vous demanderons d'inhaler un autre produit, de la Ventoline, qui vous fera respirer à nouveau normalement.

Si vote souffle n'est pas modifié, nous vous ferons inhaler 2 autres bouffées de métacholine. Après chaque inhalation, nous effectuerons les mesures.

Ce test est absolument indolore, pas dangereux, et ne provoque aucun effet tardif. Il est réalisé en routine pour déterminer si un sujet présente des signes d'asthme.

Par contre, il peut vous occasionner quelques gènes à type de maux de tête, de sensation de tête vide, une irritation de la gorge ou une sensation de chatouillement. Ces signes sont sans gravité et disparaîtront rapidement.

Quand et comment serez-vous sollicité(e) ?

L'enquête se déroule au Centre d'Investigation Clinique de l'Hôpital Jeanne D'Arc à Toul, pendant les heures de cours. Il y aura une visite par semestre. Suite à votre accord, vous serez inscrit(e) dans le Fichier National des Sujets se prêtant à une étude à visée médicale, et vous ne pourrez pas participer à une étude de ce type avant trois mois. Vous serez informé(e) de la date de la convocation quelques jours avant la visite. Une fois les tests effectués, vous pourrez retourner vaquer à vos occupations normales.

Comment seront exploitées les informations ?

Les données individuelles recueillies sont traitées sur le plan statistique de manières anonymes et conservées pendant une durée de 15 ans. Nous nous engageons, si vous le souhaitez, à transmettre les résultats de la visite médicale au médecin de votre choix Vous pourrez avoir connaissance des résultats vous concernant, si vous le souhaitez. L'ensemble des résultats fera l'objet d'un rapport ultérieur dont vous serez destinataire.

Encore des questions ?

Si vous désirez nous contacter pour d'autres précisions, appelez au ☎ : 03 83 59 25 97

Vous pouvez également nous joindre par mail :

Aline.Berthelin@nancy.inserm.fr

Nous vous remercions d'avoir répondu à notre appel et pour l'attention portée à notre étude.

Fiche d'information pour les
volontaires majeurs de l'étude
"Apprentissage et santé respiratoire"

Pourquoi cette étude ?

Au cours de l'apprentissage, vous allez être en alternance en entreprise, lieu où vous allez être en contact, du fait de votre activité, avec des poussières ou des gaz dans l'air. Certains de ces éléments peuvent, chez certaines personnes, sensibles, occasionner des signes d'irritation des poumons.

C'est pourquoi cette étude s'intéresse à votre santé, tout spécialement aux manifestations respiratoires qui pourraient résulter de l'exposition aux poussières et gaz présents sur les lieux de travail.

Qui finance et organise cette étude ?

L'étude est réalisée par un laboratoire public de recherche (l'Unité « Epidémiologie, santé, travail » de l'Institut National de la Santé et de la Recherche Médicale – INSERM) situé à Nancy, au sein de la Faculté de Médecine. Elle est conduite avec la collaboration de l'Institut National de Recherche sur la Sécurité et la santé au travail (INRS).

Que mesure-t-on ?

Il est fait appel à des volontaires. 400 apprentis boulangers et 500 apprentis de la coiffure seront invités à participer. Vous bénéficierez d'une visite médicale au début de votre formation, puis tous les 6 mois jusqu'à la fin de votre apprentissage. Au cours de ces visites, qui se dérouleront dans l'un des Centres de Formation d'Apprentis de Lorraine, un questionnaire sera rempli et une série de tests respiratoires seront effectués. Pour certains des apprentis, des mesures de la qualité de l'air seront également réalisées sur les lieux de travail. Ces données devraient permettre d'évaluer les quantités de ces polluants auxquelles vous êtes exposés dans la vie courante.

Que vous sera-t-il demandé ?

Lors des visites, après un interrogatoire médical et le remplissage d'un questionnaire sur votre état de santé, divers examens des poumons et du nez seront réalisés : souffler dans un tube après avoir inhalé une bouffée d'une substance (la métacholine), respirer avec un micro installé sur la poitrine pour enregistrer les bruits des poumons, et inhaler par le nez une petite quantité de sérum naturel pour ramener le liquide qui tapisse le nez. Des tests cutanés sur l'avant-bras (comme l'intradermo-réaction effectuée à l'école pour le test à la tuberculine) terminera cette séquence. Tous ces actes sont non douloureux, simples et peu gênants. L'ensemble de ces tests dure approximativement 1 heure.

A quoi sert le test à la métacholine?

Le test utilisant la métacholine permet de déterminer si, suite à une sensibilisation à un produit, la métacholine, vous allez présenter des signes d'asthme. Il consiste à vous faire inhaler une bouffée de métacholine et à mesurer ensuite votre souffle.

Si votre souffle est modifié, nous arrêterons le test et nous vous demanderons d'inhaler un autre produit, de la Ventoline, qui vous fera respirer à nouveau normalement.

Si vote souffle n'est pas modifié, nous vous ferons inhaler 2 autres bouffées de métacholine. Après chaque inhalation, nous effectuerons les mesures.

Ce test est absolument indolore, pas dangereux, et ne provoque aucun effet tardif. Il est réalisé en routine pour déterminer si un sujet présente des signes d'asthme.

Par contre, il peut vous occasionner quelques gènes à type de maux de tête, de sensation de tête vide, une irritation de la gorge ou une sensation de chatouillement. Ces signes sont sans gravité et disparaîtront rapidement.

Quand et comment serez-vous sollicité(e) ?

L'enquête se déroule au Centre d'Investigation Clinique de l'Hôpital Jeanne D'Arc à Toul, pendant les heures de cours. Il y aura une visite par semestre. Suite à votre accord, vous serez inscrit(e) dans le Fichier National des Sujets se prêtant à une étude à visée médicale, et vous ne pourrez pas participer à une étude de ce type avant trois mois. Vous serez informé(e) de la date de la convocation quelques jours avant la visite. Une fois les tests effectués, vous pourrez retourner vaquer à vos occupations normales.

Comment seront exploitées les informations ?

Les données individuelles recueillies sont traitées sur le plan statistique de manières anonymes et conservées pendant une durée de 15 ans. Nous nous engageons, si vous le souhaitez, à transmettre les résultats de la visite médicale au médecin de votre choix. Vous pourrez avoir connaissance des résultats vous concernant, si vous le souhaitez. L'ensemble des résultats fera l'objet d'un rapport ultérieur dont vous serez destinataire.

Encore des questions ?

Si vous désirez nous contacter pour d'autres précisions, appelez au : 03 83 59 25 97

Vous pouvez également nous joindre par mail : Aline.Berthelin@nancy.inserm.fr

Nous vous remercions d'avoir répondu à notre appel et pour l'attention portée à notre étude.

Annexe 9 : Conséquences socio-économiques de l'asthme professionnel

Source : Ameille et al ; 2006

Tableau IV.
Conséquences socio-économiques de l'asthme professionnel.

Pays	Sujets (n)	Sans emploi (%)	Persistance de l'exposition causale (%)	Perte de revenus		Référence
				Prévalence (%)	Diminution (% du revenu)	
Grande-Bretagne	112	35	30	54	ND	[132]
				Exposés : 44	35 (6-65)[¥]	
				Non exposés : 74	54 (9-100)[¥]	
Canada (CB)	128	41	38	ND	ND	[133]
Canada (Québec)	134	25	0	ND	ND	[134]
Grande-Bretagne	87	39	ND	25[a]	ND	[135]
France	209	34	32	46	41±28[§]	[4]
				Même employeur : 19	19±10[§]	
				Autre employeur/		
				Sans emploi : 84	50±28[§]	
Belgique	86	38	33	62	22 (0-44)[†]	[7]
				Exposés : 27		
				Non exposés : 77		

*travailleurs rapportant une diminution des revenus supérieure à 40 % ;
[¥] valeur médiane et valeurs extrêmes ;
[§] valeur moyenne   écart-type ;
[†] valeur médiane et intervalle interquartile ;
ND : donnée non disponible ; CB : Colombie Britannique.

Liste des publications relatives au sujet de thèse

1. **Paul Tossa, Abraham Bohadana, Valerie Demange, Pascal Wild, Jean-Pierre Michaely, Bernard Hannhart, Christophe Paris and Denis Zmirou-Navier.** Early markers of airways inflammation and occupational asthma: Rationale, study design and follow-up rates among bakery, pastry and hairdressing apprentices. **BMC Public Health, 2009. 9 (1):113.**

2. **Paul Tossa, Christophe Paris, Pascal Wild, Valérie Demange, Dovi-Stéphanie Acouetey, Jean-Pierre Michaely, Denis Zmirou-Navier, Abraham Bohadana.** Increase of exhaled nitric oxide is associated with bronchial hyperresponsiveness among apprentices. **(Submitted in the AJRCCM).**

3. **Tossa, P; Barthel, G; Michaely, J-P; Bohadana, A.** Bronchial inflammation among hairdressers, bakers and pastry cooks apprentices: Occupational exposure or cigarette smoking? **Epidemiology: November 2006 – Volume 17 – Issue 6 – pp S289-S290. ISEE/ISEA 2006 Conference Abstracts Supplement: Poster Abstracts: Abstracts.**

4. **Zmirou-Navier, D; Tossa, P; Mountier-Geyssant, E; Michaely, J; Wild, P; Bohadana, A.** Early Airways Inflammation Among Apprentices Is Associated With Sensitization and Exposure to Occupational Allergens. **Epidemiology: September 2007 - Volume 18 - Issue 5 - p S49 doi:10.1097/01.ede.0000276575.62420.05. ISEE 2007 CONFERENCE ABSTRACTS SUPPLEMENT: Abstracts**

5. **Tossa, P; Remen, T; Acouetey, S; Michaely, J; Demange, V; Wild, P; Paris, C; Zmirou, D; Bohadana, A.** Inflammation of Airways Occurs Soon After Inception of Exposure to Flour Dust and Airborne Irritants in Bakery, Pastry Cooking and Hairdressing Apprentices: A Follow-Up Study of the Risk of Occupational Asthma. **Epidemiology: November 2008 Volume 19 - Issue 6 - pp S179-S180. doi: 10.1097/01.ede.0000340047.70521.36 Abstracts: ISEE 20th Annual Conference, Pasadena, California, October 12-16, 2008: Contributed Abstracts**

Membres du jury

Jacques Ameille
PU-PH de médecine et santé au travail
Adresse postale: Unité de pathologie professionnelle, de santé au travail et d'insertion, hôpital Raymond Poincaré, 104 boulevard Raymond Poincaré, 92380 Garches
Numéro de téléphone:01 47 10 77 54
E-mail : jacques.ameille@rpc.aphp.fr

Brochard Patrick : Rapporteur 1
PU-PH médecine du travail
Directeur du laboratoire Santé Travail Environnement (EA 3672)
Université Victor Segalen Bordeaux 2
Adresse postale : 29, rue de l'arsenal 33000 Bordeaux
Numéro de téléphone : 06 07 56 40 93
E-mail : Patrick.Brochard@isped.u-bordeaux2.fr ou patrick.brochard@chu-bordeaux.fr

Isabella Annesi-Maesano : Rapporteur 2
Directeur de recherche INSERM, Responsable Equipe Epidémiologie des Maladies Allergiques et Respiratoires
Doctorat d'Etat Biologie Humaine, Faculté de Médecine Paris XI
Adresse postale
EPAR, UMR-S 707 ; INSERM & UPMC Paris6; Faculté de Médecine Pierre et Marie Curie
Site Saint-Antoine ; 27, rue Chaligny 75571 Paris CEDEX 12
Numéro de téléphone : +33144738449 ou 665
E-mail : annesi@U707.jussieu.fr

Pascal Wild
Fonction : consultant
Thèse de doctorat 3ième cycle de l'INPL en 1984
Adresse postale : 56, avenue Paul Déroulède ; 54520 LAXOU
Numéro de téléphone : 06 26 06 08.70
E-mail : Pascal.Wild@inrs.fr

Christophe Paris
PU-PH de médecine et santé au travail

Inserm U954 - Nutrition, Génétique et Exposition aux Risques Environnementaux
Faculté de Médecine, 9 rue de la Forêt de Haye, 54505 Vandoeuvre Lès Nancy - France
Tel +33383683700 (secrétariat) ; Tel +33383683701 (directe)
E-mail : Christophe.Paris@nancy.inserm.fr

Denis Zmirou-Navier
PU-PH de Santé Publique
Inserm U954 - Nutrition, Génétique et Exposition aux Risques Environnementaux
Faculté de Médecine, 9 rue de la Forêt de Haye, 54505 Vandoeuvre Lès Nancy - France
Tel +33383683923 (secrétariat) ; Tel +33383683915 (directe)
E-mail : Denis.Zmirou@nancy.inserm.fr

Adresse électronique du thésard : paul.tossa@nancy.inserm.fr

Abstract

Background and objectives: Occupational asthma (OA) is the most frequent work-related lung disease in industrialized countries. More than 300 agents, either of high molecular weight (such as flour, laboratory animal...) or of low molecular weight (isocyanates, alkalin persulfates...) have been reported to cause occupational asthma. The socio-economic consequences of OA are important and poorly compensated by the occupational diseases mitigation system. Considerable efforts of prevention are made in industrial nations. Early identification of subjects at risk of OA represents a major aspect of this prevention. Airways inflammation is the first and key expression of occupational asthma. It is investigated by means of several tests such as bronchial biopsy, assessment of bronchial hyperresponsiveness (BHR) to specific occupational agents, non specific BHR to a chemical stimulus. But these examinations are invasive, time consuming, difficult to implement away from medical facilities. Recently, non invasive tests have been proposed such as measurement of fractional exhaled nitric oxide (FENO), and cellular and molecular analysis of lavage nasal fluid. The MIBAP project (Markers of Bronchial Inflammation in Occupational Asthma) takes place in this setting. Its main objective is to examine the performance of a battery of non invasive tests likely to detect early airways inflammation that might eventually develop into OA.

Material and methods: It is a prospective follow-up study of 441 bakers, pastry-makers and hairdressers apprentices in order to evaluate the airways inflammation during their 2-year apprenticeship period. The methacholine challenge test was used the "gold standard" to evaluate the airways inflammation. The other medical examinations whose association with airways inflammation have been studied are a clinical questionnaire, measurement of FENO, spirometry and measurement of respiratory impedance, count of eosinophil cells in nasal lavage fluid, and sensitization to common and occupational allergens by skin prick test.

Results: Subjects, all volunteers, are 17 years old on average. Among them, 90 (20.0%) quit for several reasons, unrelated to the study outcome. Among work-related respiratory conditions, only asthma-like symptoms increased significantly since the the beginning of the study. While atopy (sensitization to commons allergens) remained stable, sensitization to occupational allergens increased from 6.4% to 9.6% (p=0.01) during the study. Incidence of BHR was 18.2% over all subjects; 7 months after the beginning of the training, the incidence rate among bakers and pastry-makers was statistically greater than among hairdressers (difference of 0,206 case per 100 person-yaers [CI = 0.01 – 0.40]). The increase of FENO levels is correlated with occurrence of BHR during the follow-up period (OR = 2.0 CI 95% = 1.21-3.32), regardless of atopy (increase of 21.6% and of 3.8% median FENO respectively for non-atopic and atopic subjects). Atopy when engaging in the training programme was associated with incidence of BHR among bakers and pastry-makers, not among hairdressers. Conversely, sensitization of hairdressers to alkaline persulfates at the end of the follow-up was related with occurrence of BHR.

Discussion and conclusion: The number of subjects lost to follow-up was reasonably low (about 20%) for this kind of longitudinal study, compared with other similar works, which is in favour of the acceptability of the tests. The difference in the kinetics of BHR according to the training track might relate to differences in the mechanisms of sensitization between LMW and HMW agents. The latter involve IgE dependant processes while the mechanisms at hand with the former are yet to be elucidated. To date, no study has been published concerning the association between the increase of FENO and the occurrence of BHR. Further studies are necessary to confirm these results, before usage of FENO as a means for early detection of subjects at risk of OA be recommended.

Key words: Occupational asthma, airways inflammation, bronchial hyperresponsiveness, apprentices, bakers, pastry-makers, hairdressers, exhaled nitric oxide, nasal lavage, occupational sensitization, occupational allergens.

Résumé

Introduction et objectifs: L'asthme professionnel (AP) est la maladie respiratoire d'origine professionnelle la plus fréquente dans les pays industrialisés. Plus de 300 agents étiologiques de l'AP ont été recensés. Il s'agit d'agents de haut poids moléculaire tels que les enzymes, la farine, les animaux de laboratoire et d'agents de bas poids moléculaire tels que les isocyanates, les persulfates. Les conséquences socioprofessionnelles de l'AP sont graves et mal compensées par la réparation accordée au titre des maladies professionnelles. Des efforts considérables de prévention sont faits dans plusieurs pays. Le repérage rapide du sujet à risque d'AP constitue un aspect majeur de ce volet de prévention. L'inflammation des voies aériennes (IVA) est la manifestation princeps de l'AP. Plusieurs méthodes permettent d'investiguer aujourd'hui cette IVA. Il s'agit de la biopsie bronchique, de la mesure de l'hyperréactivité bronchique (HRB) spécifique, de l'hyperréactivité bronchique non spécifique à stimulus chimique. Mais ces méthodes sont invasives et difficiles à mettre en œuvre en pratique courante. Depuis peu, des méthodes non invasives sont proposées. Parmi ces méthodes figurent la mesure du monoxyde d'azote exhalé (NOE) et l'analyse du liquide de lavage nasal. L'étude MIBAP (Marqueurs d'Inflammation Bronchique dans l'Asthme Professionnel) s'inscrit dans cette ligne. Son principal objectif est d'examiner les performances d'une batterie de tests faciles à mettre en œuvre dans un cadre épidémiologique et professionnel et permettant d'évaluer de façon non invasive l'inflammation bronchique initiale susceptible d'évoluer vers l'installation d'un AP.

Matériel et méthodes : Il s'agit d'une étude longitudinale prospective visant à évaluer chez 441apprentis boulangers/pâtissiers et coiffeurs le développement d'une IVA au cours de leurs deux années de formation. La version abrégée du test à la métacholine a été utilisée comme référence pour détecter l'IVA. Les autres examens dont le lien avec l'IVA a été étudié sont : le questionnaire clinique, la mesure du NOE, la spirométrie et l'impédance respiratoire, l'analyse du liquide de lavage nasal, la recherche de la sensibilisation aux allergènes communs et professionnels.

Résultats : Les sujets, tous volontaires, sont âgés en moyenne de 17 ans à l'entrée de l'étude. Le nombre de perdus de vue est de 90 (20.0 %), sans lien avec l'objet de l'étude. Parmi les symptômes, seuls ceux évocateurs d'asthme augmentent significativement entre le début et la fin de l'étude. Alors que la prévalence de l'atopie est restée stable, la sensibilisation aux allergènes professionnels est passée de 6.4 % à 9.6 % (p=0.01). L'incidence de l'HRB non spécifique est de 18,2% chez l'ensemble des sujets ; à 7 mois du début de la formation, le taux d'incidence chez les boulangers et pâtissiers est statistiquement plus élevé que chez les coiffeurs (différence de 0,206 cas pour 100 personnes-années [IC à 95 % = 0,01 – 0,40]. L'augmentation du NOE depuis le début de l'apprentissage est associée à l'apparition de l'HRB à un moment donné du suivi (OR = 2,00 IC à 95 % = 1,21-3,32). Cette augmentation est plus importante chez les non atopiques (21,6 % Vs 3,8 % chez les atopiques). L'atopie chez les boulangers/pâtissiers et la sensibilisation aux persulfates alcalins chez les coiffeurs sont associés à l'apparition de l'hyperréactivité bronchique.

Discussion et conclusion : Le taux d'abandon observé dans cette étude est plus faible que celui souvent rapporté dans les études de suivi d'apprentis. Ceci montre la faisabilité du protocole et l'acceptabilité des tests par les sujets. La différence dans la cinétique d'apparition de l'HRB observée selon les filières pourrait être due à la différence de mécanisme de sensibilisation mis en jeu par les deux types d'agents (haut poids et bas poids moléculaire). Les agents de haut poids moléculaire impliquent un mécanisme de type IgE alors que le mécanisme des agents de bas poids moléculaire n'est pas encore clairement élucidé. L'augmentation du monoxyde d'azote exhalé pourrait s'avérer être un moyen simple pour repérer la survenue d'une HRB. Ces résultats méritent d'être confirmés dans d'autres études avant de proposer ces outils comme moyen de dépistage des sujets à risque d'asthme professionnel.

Mots clés : Asthme professionnel, inflammation des voies aériennes, hyperréactivité bronchique, apprentis, boulangers, pâtissiers, coiffeurs, monoxyde d'azote exhalé, lavage nasal, sensibilisation aux allergènes professionnels.

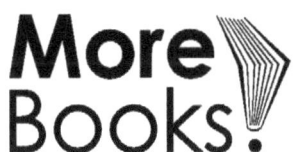
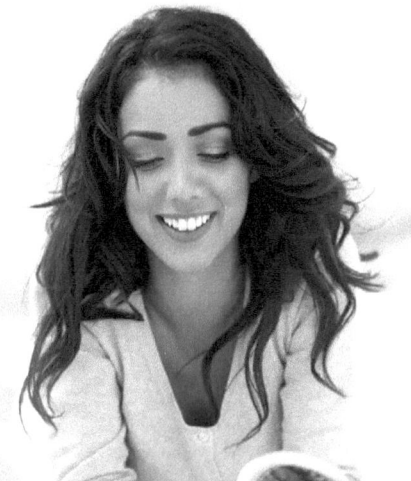
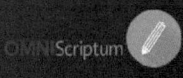

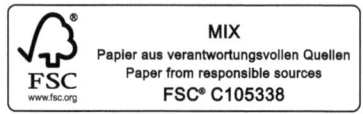

Printed by Books on Demand GmbH, Norderstedt / Germany